随身听中医传世经典系列

总主编◎裴颢

证治汇补（下）

清·李用粹◎撰

中国健康传媒集团

中国医药科技出版社

图书在版编目（CIP）数据

证治汇补 /（清）李用粹撰 . — 北京：中国医药科技出版社，2024.4
（随身听中医传世经典系列）
ISBN 978-7-5214-2964-0

Ⅰ.①证… Ⅱ.①李… Ⅲ.①内科杂病—中医临床—中国—清
代 Ⅳ.① R25

中国版本图书馆 CIP 数据核字（2022）第 023271 号

策划编辑 白 极　　**美术编辑** 陈君杞
责任编辑 郭紫薇　　**版式设计** 也 在

出版　**中国健康传媒集团**｜中国医药科技出版社
地址　北京市海淀区文慧园北路甲 22 号
邮编　100082
电话　发行：010-62227427　邮购：010-62236938
网址　www.cmstp.com
规格　880×1230mm $\frac{1}{64}$
印张　10 $\frac{5}{8}$
字数　340 千字
版次　2024 年 4 月第 1 版
印次　2024 年 4 月第 1 次印刷
印刷　北京金康利印刷有限公司
经销　全国各地新华书店
书号　ISBN 978-7-5214-2964-0
定价　55.00 元

获取新书信息、投稿、
为图书纠错，请扫码
联系我们。

目 录

上 册

卷之三

下　册

卷之四

卷之五

卷之六

卷之四

上窍门

眩晕章

大意

诸脉皆系于目，脏腑筋骨之精，与脉并为系，上属于脑，后出于项中。故邪气中于项，因逢其身之虚，其入深者，随目系而入于脑则脑转，脑转则引目系急而眩矣。经文

内因

诸风掉眩，皆属肝木。《内经》以肝上连目系而应于风，故眩为肝风。然亦有因火，因痰，因虚，因暑，因湿者。《汇补》

外候

其状目暗耳鸣，如立舟车之上，起则欲倒，不

省人事。盖眩者，言视物皆黑；晕者，言视物皆转；二者兼有，方曰眩晕。若甚而良久方醒者，又名郁冒，谓如以物冒其首，不知人事也。《汇补》

眩分虚实

虚者，内外之邪，乘虚入表而上攻；实者，内外之邪，郁痰上结而下虚。《入门》

湿痰眩晕

肥白人湿痰滞于上，阴火起于下，痰挟虚火，上冲头目，邪正相煽，故忽然眼黑生花，所谓无痰不作眩也。丹溪

肝火眩晕

黑瘦人肾水亏少，肝枯木动，复挟相火，上踞高巅而眩晕，谓风胜则地动，火得风而旋焰也。丹溪

肾虚眩晕

人身阴阳，相抱而不离，故阳欲上脱，阴下吸之。若淫梦过度，肾家不能纳气归原，使诸气逆奔而上，此眩晕出于肾虚也。《直指》

血虚眩晕

血为气配，气之所丽，以血为荣。凡吐衄、崩

漏、产后亡阴，肝家不能收摄荣气，使诸血失道妄行，此眩晕生于血虚也。《直指》

脾虚眩晕

脾为中州，升腾心肺之阳，堤防肾肝之阴。若劳役过度，汗多亡阳，元气下陷，清阳不升者，此眩晕出于中气不足也。刘纯

气郁眩晕

七情所感，脏气不平，郁而生涎，结而为饮，随气上逆，令人眩晕，必寸口脉沉，眉棱骨痛为异。若火动其痰，必兼眩晕嘈杂，欲作吐状。《汇补》

停饮眩晕

中气不运，水停心下，心火畏水，不敢下行，扰乱于上，头目眩晕，怔忡心悸，或吐涎沫。宜泻水利便，使心火下交，其眩自已。《汇补》

外感眩晕

外邪所感者，风则项强自汗，寒则拘挛掣痛，暑则烦闷口渴，湿则重着吐逆，此四气乘虚而眩晕也。《心法》

晨昏眩晕

有早起眩晕，须臾自定，日以为常，谓之晨晕，此阳虚也；有日晡眩晕，得卧少可，谓之昏晕，此阴虚也。《绳墨》

死证

凡眩晕言乱，汗多下利，时时自冒，卧亦旋转者，虚极不治。《入门》

脉法

肝脉溢大必眩。若风浮寒紧，湿细暑虚，痰弦而滑，瘀芤而涩，数大火邪，濡大虚极。

治法

先理痰气，次随证治。《举要》 外邪和解清痰火，内虚本固标自移。《入门》

用药

外邪痰火，主以二陈汤，加天麻、蔓荆等。挟风，加荆、防；挟寒，加藁本、细辛；挟暑，加香薷、藿香；挟湿，加苍术、厚朴；挟火，加山栀、黄芩。气虚，主以四君子汤；气陷，主以补中益气汤；血虚，主以人参养荣汤；肾虚，主以鹿茸肾气丸。阳气久虚，遇寒必冒者，桂附八味丸；相火妄动，遇劳必眩者，加减逍遥散。

丹药禁用

世有所谓气不归源，而用丹药镇坠，沉香降气，误人极矣。盖金石助火，香窜散气，多致飞越之祸，岂能镇其不归之气耶？

附：郁冒证

郁冒者，由肾气大亏，每遇风寒，即发眩冒，不仁不省，冷汗时流，宜十全大补汤主之。

附：肝厥证

肝厥之证，状如痫疾，僵仆不醒，醒则呕吐，头眩发热，宜二陈汤加柴胡、枳壳、甘菊、钩藤、干葛、山栀、生姜。

附：头重证

湿气在上，头重如山，有似眩状，宜红豆散搐鼻内。

眩晕选方

二陈汤 统治头眩，属风寒湿痰，诸有余之疾。方见
痰证

四君子汤 治头眩，属脾弱气虚，诸不足之证。

补中益气汤 治头眩，属脾气下陷，清阳不朝于巅
顶。二方俱见中风

人参养荣汤 治头眩，属脾肝血虚，荣气不充于
三阴。
即十全大补汤，去川芎，加陈皮、远志、
五味子。

鹿茸肾气丸 治眩晕，属肾气衰弱，不能纳气归原。
即六味丸加鹿茸、菟丝子、石斛、巴戟、
龟甲。

桂附八味丸 治眩晕，属阳气孤浮，引火归原。方见
中风

加减逍遥散 治头眩，属气血不足，肝肾相火兼郁者。

当归　白术　白芍　茯苓　柴胡　丹皮
熟地　黄柏　炙甘草

或加山栀、薄荷，舒郁尤捷。

头痛章

大意

头为天象，六腑清阳之气，五脏精华之血，皆会于此。惟经气上逆，干犯清道，不得运行，则壅遏为痛。《微论》

内因

自外入者，风寒暑湿之邪；自内发者，气血痰郁之异。《玉机》 或蔽覆其清明，或瘀塞其经络，与气相搏，脉满而痛。《汇补》

外候

头脑痛连两额属太阳，头额痛连目齿属阳明，头角痛连耳根属少阳，太阳穴痛属脾虚，巅顶痛属

肾，目系痛属肝。《汇补》

痛分内外

外感头痛，如破如裂，无有休歇；内伤头痛，其势稍缓，时作时止。《入门》

痛分诸因

因风痛者，抽掣恶风；因热痛者，烦心恶热；因湿痛者，头重而天阴转甚；因寒痛者，绌急而恶寒战栗；因痰痛者，昏重而眩晕欲吐；因食痛者，噫酸发热而恶食。气虚痛者，九窍不利，恶劳动，其脉大；血虚痛者，鱼尾上攻，恶惊惕，其脉芤。肾厥痛者，下虚上实，其脉举之则弦，按之则坚；气逆痛者，心头换痛，其症胸腹胀满，呕吐酸水。

《汇补》

厥头痛证

厥头痛者，所犯大寒，内至骨髓，髓以脑为主，胸中寒邪，故厥逆而头齿皆痛。

真头痛证

真头痛者，引脑及巅，陷入泥丸大痛。手足青冷至节者，旦发夕死，夕发旦死。用和　外灸百会穴，内进参附汤，亦有生者。

脉法

寸口紧盛，或短或弦或浮，皆主头痛。又浮弦为风，浮洪为火，细濡为湿，滑大为痰，短涩为虚。

治法

高巅之上，惟风可到。东垣　古方治头痛，每用风药者，取其味轻，阴中之阳，自地升天者也。在风寒湿者，固为正用，即虚与热者，亦可假此引经。《必读》

郁热当清

头痛多主于痰，甚必兼火。丹溪　有久痛而感寒便发，外用重绵包裹者，此属郁热，盖本热而标寒也。因其本有郁热，毛窍常开，风寒易入，束其内火，闭逆为痛。惟泻火凉血，佐以辛凉散表。王纶

寒湿当取

湿热头痛，心烦重滞，病在隔中，过在手太阳、少阴；寒湿头痛，气上而不下，头痛巅疾，下虚上实，过在手少阴、巨阳，甚则入肾。偏头痛者，先取手少阳、阳明，后取足少阳、阳明。《准绳》

用药

头痛，若属外邪痰火诸有余者，主以二陈汤。风，加羌活、防风；寒，加细辛、藁本；湿，加苍术、白芷；火，加山栀、酒芩；郁热，加酒浸大黄、细辛、芽茶；风热，加天麻、蔓荆。又太阳加藁本，阳明加白芷，少阳加柴胡，太阴加苍术，少阴加细辛，厥阴加吴萸，此六经引经药也。若属气虚者，顺气和中汤，加天麻、川芎；血虚者，四物汤，加薄荷、甘菊；风热，用清空膏；风痰，用玉壶丸；痰火，用石膏散；寒湿，用芎辛汤；痰厥，用白术半夏天麻汤；肾厥，用玉真来复丹；肝虚，用生熟地黄丸；肝火，用逍遥散。

捷径法

治风虚半边头痛者，用白芷二钱，黄牛脑一个，川芎三钱，入瓷器内，酒煮食之，任量一醉，睡后即愈。治寒湿头痛，用白凤仙一株捣烂，火酒浸，露七夕，去渣，饮酒效。治血气虚而头痛，憎风恶寒，用盐披草纸上，于痛处以热熨斗熨之，冷即再熨，以平为度。热郁脑中而痛者，以硝石为末，吹入鼻中，即止。气郁偏头痛，用蓖麻同乳香、食盐捣，贴太阳穴，即止。凡外感头目闷痛甚者，用葱叶插入鼻内一二寸，觉气通，即减。

附：眉棱痛

眉棱者，目系之所过，上属于脑。外挟风寒，内成郁热，上攻头脑，下注目睛，则眉骨作痛。又有肝火壅热者，有风痰上攻者，有湿气内郁者。《必读》有肝经血虚，见光则痛者；有肝经伤饮，昼静夜剧身重者。若妇人经行将尽，不能安养，或以针指劳神，致令眉骨酸痛者，专以益阴养血。《汇补》

附：脑痛

头脑作痛，犹如刀劈，动辄眩晕，脑后抽掣跳动，举发无时，此肝经痰火，名曰厥疾。厥者，逆也。恚怒太过，气与血俱逆于高巅，而胆穴又络于脑。宜清痰降火，以芩、连、花粉、胆草、大黄、芦荟、丹皮、赤芍之类，调猪胆汁服之。若虚弱人患此，宜逍遥散加川芎、生地主之。

用药

肝虚，主以生熟地黄丸；血虚，主以加味逍遥

散；湿痰，主以导痰汤；风热，主以上清散。此证
失治，多致伤目，或两耳出脓，则危矣。

头痛选方

二陈汤 统治头痛方见痰证

顺气和中汤 治气虚头痛。

即补中益气汤加芍药、川芎、蔓荆、细辛。

加味四物汤 治血虚头痛。

即四物汤加甘菊、蔓荆。

清空膏 治风热头痛。

羌活 防风各一两 柴胡七钱 川芎五钱 甘
草五钱 黄芩酒炒，三两 黄连炒，二两

末之，每服二钱，清茶下。

玉壶丸《和剂》 治风痰头痛，胸膈满，食不下，咳
嗽，呕吐痰涎。

南星 半夏各一两 天麻半两 白面三两

水滴丸，每服三十丸，姜汤下。

石膏散 治痰火头痛。

川芎^下 石膏^上 黄芩^中 白芷^下

水煎。

芎辛散 治寒湿头痛。

川芎 细辛^{各一钱半} 苍术 甘草 干姜^{各一钱}

半夏白术天麻汤 治痰厥头痛。

天麻 白术 半夏^{各一钱} 人参 苍术 陈皮

黄芪 泽泻 茯苓^{各五分} 神曲 麦芽^{各七分}

干姜^{三分} 黄柏^{二分}

水煎。

玉真丸《本事》 治肾厥头痛。

硫黄^{二两} 石膏^煅 半夏 硝石^{研，各一两}

虚甚者，去石膏，加钟乳粉一两。生姜糊

丸，姜汤下，外灸关元百壮。

来复丹《和剂》 治上盛下虚。

硝石^{同硫黄研} 玄精石 硫黄^{各一两} 五灵
脂^{水澄，去砂} 青皮 陈皮^{各二两}

为末，醋糊丸，米饮下。

生熟地黄丸 治肝虚头痛。

生地 熟地^上 天麻 川芎 茯苓^下 当归
白芍 黑豆 石斛 玄参 地骨皮^中

蜜丸。

祛风清上散《统旨》 治风热上攻。

酒芩^{二钱} 白芷^{一钱半} 防风 柴胡 川芎
荆芥 羌活^{各一钱} 甘草^{五分}

水煎。

黑锡丹《和剂》 治真头痛。

沉香 附子 胡芦巴 肉桂^{各五钱} 茴香
破故纸 金铃子 肉果 木香^{各一两} 黑锡
硫黄^{炒成珠，各三两}

一方，有阳起石半两，巴戟天一两。酒煮，

面糊丸，姜汤下。

羌活黑附汤_{东垣}　治寒厥头痛。

麻黄　羌活　防风　苍术^{各一钱}　升麻^{二分}

甘草^{二分}　附子^{一分}　白芷^{三分}

水煎。

彻清膏

蔓荆　细辛　薄荷　川芎　藁本　甘草

川芎茶调散《玄珠》

薄荷^{三钱}　川芎^{一两}　荆芥^{四钱}　白芷^{五钱}

细芽茶^{三钱}　黄芩^{二两，酒炒}

头顶痛及脑痛，加细辛、藁本、蔓荆子各
一钱。每服二三钱，清茶下。

面病章

大意

头面者，诸阳之会也。十二经络，皆上于面而

走空窍。经文 所以面病俱属三阳之经。《汇补》

面痛

面痛皆属于热，但暴病多实，久病多虚。饮食妨碍，皆因膏粱风毒，食卧少安，无非胃虚有火。《汇补》

面肿

面肿曰风。《内经》 因食后冒风，风热相抟，上攻头面。能食者，为风虚，更兼麻木；不食者，为风热，必见红赤。《入门》

面浮

劳力过度，饮食失节，脾气输化不及，肺金传布失度，故眼下肿如卧蚕状，将有水肿之虞。若脉浮虚无力，是脾气不足，宜培脾实土；沉实有力，是肺气不顺，当降气泻水。《汇补》

面热面寒

手足阳明经气盛，则身以前皆热。《入门》 手足阳明经气虚，则身以前皆寒。《灵枢》 故风热上冲，则面独热；寒湿上逆，则面反不能耐寒。《入门》

面疮

风渍皮肤，痰客脏腑，则面黣黯；脾受湿热，肺受风邪，则面疮疡。或痛痒，或红肿，或如粟米，或变五色。又有肺受火邪，咳嗽脓血，面生红疮者，乃肾水不升，肺火独旺也。《汇补》

治法

高者抑之，客者散之。血热者宜凉，气虚者宜补，不可专任苦寒降火。若清火补气而不效者，又当开郁。

用药

胃火，清胃散，加黄芩、山栀；风邪，葛根汤，加薄荷、荆芥。调脾，六君子汤，加升麻、干葛。

附：颊肿

如肿连齿根者，胃火也；肿及两颐者，胆邪也。仍以能食为风虚，不食为风热。《入门》 若湿热为肿，火盛为痛，两耳前后俱肿者，名曰发颐，甘桔汤加薄荷、荆芥、连翘、防风、黄芩、牛蒡主之。

面病选方

清胃散方见火证

六君子汤方见中风

甘桔汤方见恶寒

头风章

大意

头风，即首风也。新浴中风，即为首风。《内经》
头风与头痛无异，浅而近者名头痛，深而远者名头
风。《绳墨》

内因

因风寒入于脑髓也，盖头为诸阳之会。必其人
素有痰火，或栉沐取凉，或醉饱仰卧，贼风入脑，
致令郁热闷痛。妇人多患此者，因无巾帻以遇风寒
也。《入门》

外候

其状头汗恶风，当先一日则病甚，头痛不可以出内，至其风日则病稍愈。《内经》有头皮浮顽不自觉者，有口舌不知味者，或耳鸣，或目痛，或眉棱之间，有一处不若吾体，皆其渐也。《入门》

头风偏正

正头风者，满头皆痛，甚则项强，身体拘急，常兼左右；偏头风但在半边，在左多血虚有火或风热，在右多气虚痰郁或风湿。《汇补》

头风分辨

血虚者，朝轻夕重；气虚者，朝重夕轻；风热痛者，遇热则发；风湿痛者，阴雨则甚；湿痰痛者，绵密无间，眩晕吐逆；火郁痛者，喜暖畏光，面赤口渴。《汇补》

头风瞎眼

木生于春，病在肝，目者肝之窍，肝风动则邪害孔窍也。故有年久头风，便燥目赤眩晕者，乃肺金乘肝，气郁血壅而然，宜清上彻下之法。《入门》世人不知此理，专行苦寒，使火无发越，上攻于目；

或专行辛散，使血耗火炎，上瘀于目，宜乎头风之必害眼也？《汇补》

治法

宜凉血泻火为主，佐以辛温散表从治。外感发者，散风而邪自去；内伤发者，养血而风自除。《汇补》

用药

痰主二陈汤，加苍术、南星。热，加酒芩、连、栀；血，主四物，倍川芎、荆芥；风，加防风、甘菊。欲辛散，少加细辛、薄荷，以开上焦火郁；欲清彻，少加酒大黄，以清上利下。

附：雷头风

内郁痰火，外束风热，故头痛而起核，或脑响如雷鸣，宜清震汤主之。盖雷者，震也，震仰盂，用青荷叶者，象震之形与色也。势重者，先用探吐攻下之法，次用清痰降火之剂。《汇补》

附：大头风

冒天地不正之气，邪伏经络，上攻清道，故头大如斗，甚则溃裂出脓。治以消毒饮，更视三阳经部分而分治之，俟大便结，然后议下，此先缓后急之法也。设或便未结而遽行之，未有不暗伤元气，邪走内地，而变端百出矣。《汇补》

头风选方

二陈汤 治头风湿痰有余之证。方见痰证

四物汤 治头风血虚不足之证。方见中风

透顶散 治头风脑寒。

细辛三茎　瓜蒂七枚　丁香三粒　糯米七粒

脑子　麝各豆大一粒

为末，随左右头风搐鼻内，良久，出涎升许，即愈。

川芎散 治头风郁热。

青黛二钱五分　蔓荆　川芎各一钱二分　郁金　芒硝各一钱　石膏一钱三分　细辛根七分

薄荷二钱　红豆一粒

上为末，搐病人鼻内。

捷径法

偏正头风，用蓖麻子五钱，去壳，大枣十五枚，共打研如泥，用箸卷之，去箸纳鼻中，良久取下，清浊涕即止。此治痰涎邪气郁于头而成病者，如火郁而成者，用莱菔汁，仰卧注鼻中，左痛注右，右痛注左。

又方：用白芥子五钱，蓖麻子五粒，川芎、白芷末各一钱，同捣成膏，贴患处，其痛即减。

清震方 《保命》 治雷头风病。

升麻　苍术各四两　荷叶一片

水煎。

新制方 治雷头风病，能清上导下。

半夏一两　大黄二两　天麻　黄芩各六钱　薄荷三钱　甘草三钱

水泛丸，临卧，清茶吞二钱，以痰利为度。

消毒饮 东垣　　治大头风病。

黄芩　黄连各半两　人参　橘红　玄参　甘草各二钱　连翘　大力子　桔梗　板蓝根　马屁勃各一钱　白僵蚕　升麻　防风　薄荷　当归各二钱

便闭，加大黄一钱微利之。

目疾章

大意

诸脉皆属于目，目得血而能视。又曰：五脏六腑之精，皆会于目而谓之睛。《内经》 太过则壅塞发痛，不及则耗竭失明。子和

内因

表因：风中脑户，湿渍头上，冷灌睛中，或久处烟火，或醉后失枕，或飞冒砂尘，或撞刺仆损，皆伤目之标。里因：过食炙煿生冷，五辛酒面，湿热浸渍，或房室损精，劳役伤气，泣涕伤血，极视伤神，郁怒动火，皆伤目之本。《入门》

外候

目不因火则不痛，如白轮变赤，火乘肺也；肉轮赤肿，火乘脾也；黑珠五色花翳，肾虚火也；神光青睛被翳，肝虚火也；赤脉贯目涩痛，心火自盛也。子和 肝热则多肿，心热则多眵，火盛则多痛，水化则多泪，血虚则多酸，气虚则多涩，精竭则眼昏，神竭则眼黑，风胜则痒，热胜则胀，湿胜则烂。《绳墨》

目分五轮

目之五轮，乃脏腑之精华，宗筋之所聚。子和 其白属肺，曰气轮；乌珠属肝，曰风轮；两眦属心，曰血轮；两胞属脾，曰肉轮；瞳神属肾，曰水轮。《入门》

目分八廓

乾为天廓，位两边白睛中间；震为雷廓，位白睛上截小眦；兑为泽廓，位白睛下截向大眦；坤为地廓，属上下两胞；离为火廓，位大小眦；巽为风廓，位乌珠；艮为白廓，位神光；坎为水廓，位瞳子。《入门》

目分经络

目之内眦，太阳经之所起；目之锐眦，少阳经也；目之上纲，太阳经也；目之下纲，阳明经也。足厥阴经，连于目系而已。子和

目分阴阳

瞳子黑眼法于阴，白眼赤脉法于阳，故阴阳合德而精明也。《内经》 小儿水在上，火在下，故目明；老人火在上，水在下，故目昏。子和

远视近视

能远视不能近视者，属心虚，阳气不足，阴气有余也；能近视不能远视者，属肾虚，阳气有余，阴气不足也。《汇补》

阴虚阳虚

肝血不足，眼昏生花，久视无力；肾水欠盈，神光短少，看一成二。俱属阴虚，当壮水之主，以镇阳光。脾胃不足，九窍不利，目生白翳；阴火不足，手足麻木，两目紧小。俱属阳虚，宜益火之原，以消阴翳。《汇补》

脉法

寸脉洪数，心火也；关脉弦数，肝实也；尺脉浮数，阴火也。若浮濡无力，为气虚；微细无力，为阳虚，不可作火治。

治法

在腑为表，当除散风热；在脏为里，当养血安神。暴发者，在表易治；久病者，在里难痊。《机要》

初宜发散

在内汤药，用平寒辛凉以散火；在外点洗，用辛热辛凉以散邪。若泛用苦寒之药以阻逆之，则郁火内攻，不得散矣。王纶

久忌点洗

点药莫要于冰片，而冰片大辛大温，若久用之，致积热入目而成昏暗障翳。又或妄用凉茶，冷水挹洗，致令眼瞎。王纶

治分虚热

实火气有余者，散有余之火，在破气；虚火血不足者，降不足之火，在养阴。《入门》

用药

初起宜祛风散热，四物加干葛、防风、甘菊、荆芥、胆草、山栀、芩、连、蒺藜、密蒙、连翘、蔓荆等，随证加减；久病宜养血滋阴，四物加枸杞、石斛、五味、菟丝子、蒺藜、参、芪、山萸、山药、丹皮、麦门冬等，随病施治。又当以各经报使之药佐之。亦有过服寒凉，以致阳虚，其火转甚，则当温补从治，其火自降，目亦自明。此虽百中一二之证，然亦宜谛审也。

附：偷针眼

凡眼内眦头，忽结皮疱，三五日便生脓汁，俗呼为偷针。此由热气客于眦间，搏激津液所成。_{巢氏}视其眦上，即有细红疱点，以针头破之，即瘥，乃解太阳经之客邪也。《医统》

附：雀目眼

雀目乃肝虚之候。盖水生于亥，旺于寅，绝于申。至于酉戌之时，木气衰甚，遇亥始生，至日出于卯，木气稍盛，是以晚暗而晓复明也。宜四物汤补肝肾之不足，否则多变黄胀而死。

一法，用苍术入猪肝内，煮食，即愈。

附：倒睫拳毛

睑属脾，脾受风则拳毛倒睫。《医统》 两目紧急，皮缩之所致也。东垣 用手扳出内睑向外，速以三棱针出血，以左手爪甲迎其针锋立愈。或用石燕子一对，大者，一雌一雄，磨水点搽眼内。先以镊子摘去拳毛，次用点药。眼当以黄连水洗。

目疾选方

清风养血汤 治眼目赤肿疼痛，属外因邪实者。

荆芥　蔓荆　甘菊　防风　川芎　连翘

山栀　当归　黄芩　甘草

益阴肾气丸 治目暗不明，属肝肾虚衰。

即六味丸去泽泻，加当归、白芍、五味、枸杞、柴胡。

冲和养胃汤 治内障，元气虚弱，心火与三焦俱盛，饮食失节，形体劳役，不得休息者。

黄芪一钱半　人参　炙草　当归各一两　白
术五钱　防风五钱　黄连　黄芩　柴胡各七钱
干姜一钱　五味二钱　白芍酒炒，六钱　茯苓三钱
升麻　葛根各一两　羌活一两五钱
上锉一两，水煎。

羊肝丸　治内外障翳，青盲肿痛，胬肉侵睛，流泪
羞明。
黄连一两　菊花　当归　川芎　防风　荆芥
羌活　薄荷各三钱　生地五钱　白乳　羊肝
上为末，用生羊肝丸，每服三十丸，白
汤下。

燥脾丸　治两眼弦烂，湿气所淫。
苍术　防风　半夏　羌活　甘草　陈皮
白芷　柴胡　升麻

养肝丸　治肝血不足。
当归　川芎　车前子　枳实　白芍　蕤仁各等份
蜜丸。

明目地黄丸

即地黄丸加当归、川芎、石斛、麦冬。

捷径法

治眼中云翳。

冬青叶七个　五倍子三钱

水煎一碗，乘热将舌尖蘸入水中，良久其翳自落。

治两目风湿燥痛弦烂者，用：

皮硝一两　铜绿　明矾　甘菊　侧柏各三钱
桑白皮五钱

水五碗，煎二碗，洗眼及眉棱骨两太阳，涕出即爽。如胬肉侵睛，用腊月雄猪胆，入马牙硝于内，将风吹干为末，入脑、麝点之。

耳病章

大意

北方黑色，入通于肾，开窍于耳。《内经》 分新

旧治之。新聋多热，少阳阳明火盛也；旧聋多虚，少阴肾气不足也。《汇补》

内因

肾通乎耳，所主者精。精盛则肾气充足，耳闻耳聪。《心法》 若疲劳过度，精气先虚，四气得以外入，七情得以内伤，遂致聋聩耳鸣。《大全》

外候

肾气充盛则耳聪，肾气虚败则耳聋，肾气不足则耳鸣，肾气结热则耳脓。《绳墨》

风聋

耳者宗脉之所附，宗脉虚而风邪乘之，使经气否而不宣，是为风聋。内必作痒，或兼头痛。丹溪

厥聋

十二经络上络于耳，其阴阳诸经，适有交并，则脏气逆而为厥，厥气搏于耳，是谓厥聋。痞塞不通，必兼眩晕。丹溪

劳聋

劳役伤于血气，淫欲耗其真元。憔悴力疲，昏昏愦愦，是谓劳聋。有能将息得宜，则其声自轻；

如日就劳伤，则为久聋。《心法》

虚聋

虚聋由渐而成，必有兼证可辨。如面颊黧黑者，精脱；少气咽干者，肺虚；目眈善恐者，肝虚。心神恍惚，惊悸烦躁者，心虚；四肢懒倦，眩晕少食者，脾虚。《汇补》

脉法

脉证以肾为主。迟濡为虚，洪动为火，浮大为风，沉涩为气，数实为热，滑利为痰。《入门》

治法

肾窍于耳，而能听声者，肺也。因肺主气，一身之气贯于耳故也。凡治耳聋，必先调气开郁。《入门》其次，风为之疏散，热为之清利，虚为之补养，郁为之开导，然后以通耳、调气、安肾之剂治之。《汇补》

聋分左右

厚味动胃火，则左右俱聋；忿怒动胆火，则左聋；色欲动相火，则右聋。《入门》

用药

风聋，用清神散，加羌活、防风、细辛、独活；气郁，用二陈汤，加香附、菖蒲、乌药、青皮；劳聋，用补中益气汤，加菖蒲、远志；虚聋，用八珍汤，加菖蒲、远志；精耗，用六味丸，加枸杞、五味；虚炎，用八味丸，加磁石、龟胶；肝胆实火，用小柴胡，加芎、归、山栀；脾胃实火，用清胃散，加黄芩、山栀；肾虚阴火，用地黄汤，加黄柏、知母。

附：耳鸣

耳鸣是痰火上升，壅闭听户，有渐聋之机焉。大抵因痰火在上，又因恼怒而得，怒则气上，少阳之火客于耳也。若肾虚而鸣者，其鸣不甚，当具劳怯之状。《杂著》

附：耳痛

如虫走者风痛，干痛者风热，湿痛者风湿，微痛者虚火。《入门》 又有耳后攻击作痛作肿，此是少阳经之湿火。《绳墨》

外用蛇蜕，烧灰存性，为末，吹入以治风。或用枯矾末吹入治风湿，或青箬烧灰吹之亦效，重者内服凉膈散。其肾胆二经火动者，实用小柴胡，虚用逍遥散。

附：脓耳

热气乘虚，随脉入耳，聚热不散，脓汁时出，为之脓耳。《心法》 治宜蔓荆子散，外用轻粉、明矾、黄丹、龙骨、麝香、蚌粉为末，绵缠竹拭耳。或用白矾、胭脂、麝香各一钱，为末吹之。

附：聤耳

聤耳由气郁生痰，内火攻冲，形似赤肉，或兼脓汁溃烂。《绳墨》 治宜二陈加玄参、花粉、黄芩、山栀、连翘、柴胡、蔓荆。

附：耵耳

人耳间有津液，轻则不能为害。若风热搏之，津液结塞成核，能令暴聋，为之耵耳。丹溪 治宜四物，加羌活、防风、柴胡、黄芩、连翘、玄参等。外用生猪油、地龙、釜墨等分，研细末，以葱汁和捏如枣核，薄绵裹入耳，令润则挑出。

附：耳衄

耳中出血为耳衄。左关脉来弦数者，为少阳经火；尺脉或躁或弱者，少阴经虚。少阳经火，宜柴胡清肝散；少阴经虚，用六味地黄丸。外治用龙骨末吹入。

附：耳痒

寻常耳痒，有风有火，易于调治。甚有耳痒不歇，挑剔出血，不能住手。此肾脏风毒上攻于耳，宜透水丹治之，并戒酒色、膏粱厚味。

耳病选方

清神散　治风热上攻于耳。

甘菊　羌活　荆芥　木通　川芎　防风　木香　菖蒲　僵蚕　甘草

二陈汤　治气逆壅闭于耳。方见痰证

补中益气汤　治阳虚气陷耳聋。

四物汤　治阴虚血弱耳聋。

六味地黄丸　治耳聋属精气虚脱。

八味丸　治耳聋属元阳虚脱。以上四方俱见中风

龙荟丸　治热盛痰火耳聋。

当归　胆草　黄连　黄芩　黄柏　芦荟
大黄　青黛　木香　麝香

益肾散

磁石　巴戟　沉香　菖蒲　川椒
猪肾一枚，和以葱白、炒盐并药，用湿纸
裹煨，白汤下。

凉膈散

栀子　连翘　薄荷　黄芩　甘草　赤芍
大黄　桔梗

治久聋捷径法

用酒一斗，入故铁十斤，煮一炷香，投磁
石三两，研末，浸酒中，三日，令病人醉
饮。复以绵裹磁石一块内耳中，覆头一卧，

酒醒即愈。又治虚证。

又方：用斑蝥三枚，炒巴豆去心皮，二两，入麝香少许，丸如枣核大，绵裹塞耳中，以微响黄水出为度。此治实聋。

鼻病章

大意

肺脏位高，体脆，性恶寒，又畏热，鼻为肺窍。若心肺有病，则气息不利。丹溪

内因

人身水升火降，荣卫调和，则鼻司呼吸，往来不息。苟或寒伤皮毛，则鼻塞不利；火郁清道，则香臭不知。《入门》

外候

有新久之别。新者偶感风寒，鼻塞便发，乃肺伏火邪，郁甚则喜热恶寒，故略感冒而亦发。又有不待外感，时常鼻塞干燥者，乃肺有痰火也。《入门》

鼻涕外候

鼻乃清气出入之道，塞则气壅热郁，清浊混乱，为衄为渊。衄者，鼻流清涕，热微；渊者，鼻流清涕，热重。间有属寒者，必涕清不臭，但觉腥秽，宜辛温填补，禁用凉剂。但郁热者多，脑寒者少，须审别施治。《汇补》

鼻齄外候

好饮热酒，血热入肺，复被风寒外郁，则血凝于内。赤见于外而为鼻齄之候，得热愈红，得冷则紫。或有不好饮而病此者，乃肺风血热也。丹溪

鼻酸外候

鼻内酸痛，壅塞不利，由肺气空虚，火邪内攻，有制于肺也。《绳墨》 又有气虚人每遇严寒，感寒鼻酸，此气虚而易于招寒，内火不得泄越，相搏作酸。常服辛辣物则暂止者，以辛能发散故也。《汇补》

鼻痛外候

因风邪入鼻，与正气相搏，或痰火冲肺，或胃火上攻，俱令鼻梁作痛。《绳墨》

鼻痔外候

胃中食积热痰，流注肺中，令浊气凝结而生瘜肉。丹溪 其形如枣，塞滞鼻中，气息不利，香臭不知，甚者又名鼻齆。《入门》

脉法

左寸浮缓，为伤风鼻塞；右寸浮洪，为肺火鼻齆。

鼻病治标

鼻病，除伤风发散之外，皆由火热所致，俱用清金降火之法。《绳墨》

鼻病治本

凡鼽渊、疮痔久不愈者，非心血亏，则肾水少。养血则阴生而火自降，补肾则水升而金自清。又鼻塞久不愈者，亦有内伤肺胃，清气不能上升，非尽外感也。《入门》

用药

主以防风汤。外风，加羌活、荆芥、薄荷、细辛、辛夷、白芷；内火，加山栀、连翘、花粉、桔梗、元参、桑皮。内外兼病，用双解散；内热过盛，用凉膈散；清气不升，补中益气汤；肾真不朝，六味丸。

附：脑砂

胆移热于脑，鼻流浊涕，或时出黄水，甚者脑亦作痛，俗名脑砂，此是虫食脑中。用丝瓜藤近根五尺，烧灰存性，为末，酒调服。外用白牛尾毛、橙叶，焙干各等分为末，吹鼻内。若虚寒者，川乌散主之。

鼻病选方

防风汤 统治鼻病在标者。

　　防风　川芎　黄芩　桔梗　甘草　大力子

防风通圣散 治表清热，用此以双解。方见火证

凉膈散 清火导热。

　　栀子　连翘　薄荷　黄芩　甘草　赤芍　大黄　芒硝

地黄煎 滋阴清火，用此以养真。

　　地黄汁二合　麦冬汁三合　生姜汁一合　川芎二钱

加盐花，煎膏。

加味四物汤 治鼻齆。

四物汤加陈皮、红花、酒芩、苍耳，加好
酒数滴，调入五灵脂末，服之。

捷径方

用凌霄花、山栀等份，为末，每茶调服二
钱，日再服。夜卧用凌霄花、朴硝为末，
酒调涂。或凌霄花末和密陀僧，用唾调敷。
又方：用狗头骨烧灰，加硇砂少许为末，
吹入鼻中，瘜肉自化。
又：用地栗粉入冰片少许，点入。

清肺散《秘方》 治鼻中作痒，清晨打嚏，至午方住，
明日亦然，屡效。

桑白皮　枯黄芩各一钱，酒炒　生甘草三分
辛夷花一钱　苦桔梗一钱　凤凰壳一个，煅
临吃调水二钟，加灯心十二茎，煎服。

口病章

大意

中央黄色，入通于脾，开窍于口，藏精于脾。《内经》 故口之为病，乃脾热也。《绳墨》

内因

味入于口，藏精于脾胃，运化津液以养五脏。若五味过偏，则五脏之气亦偏，而诸病生焉。《大全》

外候

肝热则口酸，心热则口苦，脾热则口甘，肺热则口辛，肾热则口咸，胃热则口淡。《正传》 此脏气偏胜为病也。亦有谋虑不决，肝移热于胆而口苦者；有脾胃气弱，木乘土位而口酸者；有膀胱移热于小肠，膈肠不便，上为口糜，而生疮溃烂者。《内经》 有热积心胸之间，脾气凝滞，不能运化，浊气熏蒸而口臭者。此脏气移热为病也。《汇补》

口疮赤白

口疮虽由脾热所使然，亦当分赤、白二种。白

者肺热，赤者心热，赤白相兼者心肺俱热，不独脾家病也。《汇补》

脉法

脉洪数为实火，浮大为虚火。

治法

五脏之气，皆统于脾。凡七情、六欲、五味皆能致病，治当因病而求之。《绳墨》 若服凉药而不愈者，此中焦元气不足，虚火炎上，又当温补。

用药

心热口苦，黄连泻心汤；肝热口酸，柴胡清肝汤；脾热口臭，清胃汤；肺热口辛，泻白散；肾热口咸，滋肾丸；如谋虑不决，胆虚口苦，用逍遥散为君，柴胡、胆草为使；如中气不足，木乘土位口苦，用四君子为君，芍药、柴胡为佐；如膀胱移热，口烂溺涩，用导赤散专治下而口病亦愈；如中土虚寒，胃阳浮上，用理中汤温补其中而上焦自安；如下焦火炎，用八味丸温暖丹田而火焰炎自熄。

附：唇病

唇属于脾，经合于胃，脾胃受邪，则唇为之病。《大全》 风胜则动，寒胜则缩，燥胜则干，热胜则裂，气郁则生疮，血少则无色，脾冷则紫，脾败则黑，脾寒则青，脾虚则白，脾衰则黄，脾实则红。《绳墨》 若唇口肿起，白皮皱裂，名曰茧唇。《类要》宜养血调脾。凡茧唇紧小，不能开合，难进饮食，不治则死。《折衷》

唇动，用消风散；唇缩，用理中汤；唇干，用三黄丸；唇裂，用凉膈散；唇肿，用苡仁汤。唇疮既久，血虚火炎者，当滋补，无任苦寒。

附：舌病

心脉系舌根，脾络系舌傍，肝脉络舌本，肾液出舌端。虽分布五脏，而心、脾实主之。故二脏不和，变生诸症。《玉策》 中风痰则舌卷难言，伤七情则舌肿难食。三焦蕴热，则舌苔燥而咽干；心脾热炽，则舌粗重而口苦。《绳墨》 气虚则麻纵，阴火则点黑，湿痰则肿胀，郁热则衄血。心火则生疮，脾热则干涩，胃热则舌本强直，肝热则舌卷且缩，肺热则舌燥而咽门声哑，肾热则津竭而舌心干焦。
《汇补》

治法

舌属火，其性炎上。治舌之法，当降火滋阴为要。《绳墨》风痰，用二陈加南星、竹沥；郁痰，用二陈加香附、青皮。三焦郁热，凉膈散；心脾郁热，三黄丸。思虑伤脾，血耗火动，归脾汤；郁怒伤肝，血虚火盛，逍遥散；肾虚阴火，津竭舌干者，滋肾丸。

附：啮舌

心脾之虚，恒通于舌；阳明之经，直入齿缝。故邪入心脾，则舌自挺；邪入阳明，则口自噤。一挺一噤，故令嚼舌。治宜清其风火，则病自愈。

口病选方

黄连泻心汤 治心热口苦。

　　　　大黄　黄芩　黄连

　　　　加生地、甘草、木通。

柴胡清肝饮　治肝火口酸。

　　　　柴胡　黄芩　黄连　山栀　当归　川芎
　　　　生地　升麻　丹皮　甘草

加味清胃散　治脾热口臭。

　　　　黄连　生地　升麻　丹皮　当归
　　　　加芍药、山栀。

加味泻白散　治肺热口辛。

　　　　桑皮　地骨皮　甘草　粳米
　　　　加片芩、知母、麦冬、桔梗、姜、枣。

滋肾丸　治肾虚火炎。

　　　　肉桂二钱　知母　黄柏各二两

凉膈散

三黄丸

逍遥散　治肝胆虚火。

导赤散　治膀胱移热小肠而口疮。以上四方俱见火证

理中汤 <small>治中焦虚寒，邪火偏旺之假象。</small><small>方见中寒</small>

八味丸 <small>治肾虚水冷，火不归经之假象。</small><small>方见中风</small>

消风散 <small>《宝鉴》</small> <small>治受风恳动。</small>

> 川芎　羌活　防风　茯苓　白僵蚕　藿香
> 荆芥　甘草　蝉蜕<small>各二两</small>　厚朴　陈皮<small>各五钱</small>
> 为末，每服二钱，清水下。

薏苡仁汤

> 赤小豆　薏苡仁　防己<small>各三钱</small>　甘草<small>一钱</small>
> 水煎。

白术散 <small>治脾胃虚火。</small>

> 人参　藿香　白术　茯苓　甘草　干葛
> 木香

外治口疮法

> 用黄柏蜜浸，含之。口臭，香薷含之。一
> 方：用蔷薇浓煎汁，含之。夏用叶，冬用
> 根，日三次，夜一次。

外治舌病法

舌肿出外，以蓖麻油捻纸，烧烟熏之。舌外不收，以冰片糁之；舌衄不止，以槐花末糁之。

冰柏丸

片脑　薄荷　黄柏　硼砂各等份

蜜丸含。又方：加青黛少许为末，吹入口中。

绿袍散方见齿证

齿病章

大意

齿者，骨之余，髓之所养，故齿属肾。上、下龈属阳明。凡动摇豁脱，或大痛或不痛，或出血或不出血，如欲脱之状者，皆属肾病；其虫蛀龈肿，溃烂秽臭而不动者，皆属阳明。或兼诸经错杂之邪。

内因

若阳明膏粱之变，湿热上攻，则牙床不清，而为肿为痛，或出血，或生虫而黑烂脱落。王纶 若肾虚作痛者，遇劳即发，午后更甚，口渴面黧，倦怠遗精，此皆脾肾虚热之证。《医贯》

外候

精完则齿坚，肾衰则齿豁，虚热则齿动，髓溢则齿长。《入门》 肾虚牙疼，其齿浮；血虚牙疼，其齿痒；火热牙疼，其齿燥；虫蚀牙疼，其齿黑；风热牙疼，其齿肿；湿热牙疼，其齿木。《绳墨》 又有风热相搏，吸风即痛者；寒气犯脑，头项连齿者；痰热毒气，注痛咳嗽者；血搏齿间，钻刺掣痛者。《入门》

齿痛寒热

足阳明胃之脉，贯络于齿上龈；手阳明太阳之脉，贯络于齿下龈。手阳明，恶寒饮而喜热饮；足阳明，恶热饮而喜冷饮。故齿痛有恶寒、恶热之不同。《正传》 恶寒饮者，外吸风寒所致；恶热饮者，内生风热使然。《汇补》

脉法

尺脉虚大者，肾虚；洪数者，阴火。关脉浮弦者，风热；洪滑者，痰火。

治法

齿根宣露动摇者，肾元虚也，治宜滋肾；恶寒热而口臭者，阳明热也，治宜清胃。《正传》

用药

阳明经病，治以清胃散，加干葛、石膏、黄芩、连翘、花粉、山栀。如胃火盛，倍加石膏；大肠实，加大黄；挟痰，加贝母；挟风，加防风；酒毒，加干葛；虫蚀，加槟榔；龈痒，加白芷；龈烂，加胆草。若劳倦而胃虚齿浮，补中益气汤。肾虚，地黄汤加元参、补骨脂；阳虚豁落，加续断、枸杞、茴香；阴虚浮动，加知、柏、地骨皮、生地。外用敷药绿袍散，或香盐散。

附：走马牙疳

牙床腐烂，一时脱落，因湿热毒气，蕴积既久，一时齐发，势莫可遏。患此病者，十难一治。惟初发之时，急服泻胃清火之药，外以疳药敷之，庶可保全。

附：齿蚀

凡饮食不洁，臭腐之气，淹积日久，由是热盛生风，风胜生虫，蛀食齿中，根有黑点，蚀尽一齿，又度其余，甚至疳匿，皆其种类。宜清彻肠胃以治其本，擦牙诛虫以理其标。

齿病选方

清胃散 统治阳明经齿痛。

黄连　生地_{各二分}　升麻　丹皮_{各五分}　当归　芍药_{各三分}

一方用：生地　丹皮　山栀　知母　玄参　黄芩　石膏　升麻　干葛　甘草

六味汤 统治少阴经齿痛。

补中益气汤_{方见中风}

独活散 治风牙，吸风痛甚，走注不定。

独活　羌活　川芎　防风_{各五分}　细辛　荆芥　薄荷　生地_{各一钱}

每服三钱，水煎。

白芷散 治寒牙痛连脑户，动摇肉脱。

麻黄　草蔻各一钱半　黄芪　桂枝各二钱半

吴萸　白芷各四分　藁本三分　羌活八分　当

归　熟地各五分　升麻一钱

末之，以水漱口，用此擦齿。

化痰汤 治痰热毒气，攻注齿痛。

贝母　枳实　黄芩　黄连　花粉　桔梗

元参　升麻　甘草

外用二陈汤，加细辛、姜黄、荜茇等份，

煎汤，浸舌取涎。

细辛散 治风蛀牙虫。

荆芥　细辛　砂仁　白芷　川椒　鹤虱

牙皂　荜茇

为末，擦患处。

犀角地黄汤 治风热挟瘀血，搏结齿间，瘀而作痛。

犀角　丹皮　生地　白芍

绿袍散

黄柏^{四两}　炙草^{二两}　青黛^{一两}

为末，敷用。

地黄丸

固齿益肾。

白茯苓　人参　山茱萸^{各四两}　枸杞^{三两}

生地^{五斤，取汁}　蜜^{一斤}　酥^{少许}

以前四味，用好酒一斗，煎至三升，去渣，入地黄汁、蜜、酥，同煎至可丸，丸如小豆大。每服二十丸，温酒下，日三服。

外治法

因寒作痛，得热饮稍宽者，用干姜、荜茇、细辛作汤漱之；因火作痛，得寒饮稍停者，用石膏、朴硝、牙皂、荆芥作汤漱之。虫蚀作痛者，用苦参煎汤，日漱三升。痛已止，齿龉，用烧盐、金墨，研匀擦之。牙寒痛，用胡椒、荜茇为君，细辛、石膏为佐，研末擦之。或用橄榄细嚼，即愈。

咽喉章

大意

一阴一阳结，谓之喉痹。《内经》 一阴，肝与心胞也；一阳，胆与三焦也。四经皆有相火，并络于咽喉。王冰 气热则内结，结甚则肿胀，胀甚则痹，痹甚不通而痰塞以死矣。子和

内因

因胸膈素有痰涎，或饮酒过度，或忿怒失常，或房事不节，火动其痰，涌塞于咽嗌之间，以致内外肿痛，水浆不入。《医鉴》

外候

热气上行，结于喉之两傍，近外作肿，形如筋头，是谓乳蛾，有双单之分。其比乳蛾差小，名闭喉。热结于舌下，复生小舌，名子舌；热结于中，舌为之肿，名木舌。热结咽喉，肿绕于外，且麻且痒，肿而赤大者，名缠喉风；毒聚于内，涎唾稠涌，但发寒热者，名塞喉风；喉闭暴发暴死者，名走马

喉风。子和　此证卒然失音，不省人事，痰壅口噤闷塞而死，与诸卒中相似，但必先有喉痛为辨耳。

喉与咽分

喉痹谓喉中呼吸不通，语言不出，乃天气闭塞也；咽痛谓咽嗌不能纳唾，饮食不入，乃地气闭塞也。《类要》

表与里分

属表者，必兼恶寒，且寸脉弱小于关尺，乃寒闭于外，热郁于内，宜辛凉发散，切忌酸寒；属里者，身无寒热，而寸脉滑实于关尺，乃热积于内，壅滞生痰，宜苦寒折伏，及涌吐之法。《汇补》

虚与实异

实火因过食煎炒，热毒蕴积，胸膈不利，烦渴便闭；虚火因七情劳欲，气虚火炎，咽膈干燥，二便如常。《入门》

阴与阳分

阳虚者，两寸浮大，遇劳益甚，此肺脾气怯，不能堤防下焦，须培补中宫；阴虚者，两尺洪数，日晡转甚，此肾肝阴虚，不能制御龙雷，必滋养癸水。

脉法

两寸浮洪而溢者，喉痹也；两尺微细无力者，虚火也。若微甚而伏者，死；浮大而涩者，亦死。

治法

治实之法，先宜发散，次用清凉，或涌导痰涎，或针刺出血；治虚之法，须遵《内经》从治之旨，徐徐频与。《正传》

禁用寒凉

若专用芩、连、栀、柏之类而正治之，则上热未除，中寒复起，毒气乘虚入腹，变为败证。《正传》

死证

如胸前高起，上喘下泄，手足指甲青紫，七日以后，全不入食，口如鱼口者，死。又急喉痹证，声如鼾睡，此为肺绝者，死。用人参、竹沥、姜汁，或可救其万一。丹溪

吹喉法

凡见咽喉干痛，喉咙作肿，饮不可咽，舌不可吞，水浆难入，入则或从鼻孔出者，先用薄荷、冰

片、玄明粉、硼砂、青黛、牛黄、朴硝、僵蚕等，研末吹入喉中，坠痰清火。

引吐法

凡喉风肿痛，痰涎壅盛，非风痰上壅，即痰火内煽。且火者，痰之本；痰者，火之标。先涌其痰，乃清其火。用白矾与巴豆同枯过，去巴豆，以矾为末，同皂角末，入醋调，用鹅翎探吐，吐后以甘桔汤调之。如牙关紧急，不省人事，不能入药者，吹入鼻中。

熏鼻法

痹者，闭也。咽喉闭结，汤药不通，有形之物，已难下咽，必取无形之气，从鼻而入。用巴豆压油纸上，取油纸，捻成条子，点灯吹灭，以烟熏鼻，使口鼻流涎，牙关自开。《类案》

刺喉法

乳蛾诸证在关上者，必有血泡，用喉针或笔管点破即宽。在关下不见者，难治。用芦管削尖，令病人含水一口，从鼻孔放管进击一下，血出甚妙。

刺少商穴法

穴在手大指内侧，去爪甲后如韭叶，男左女右取之，刺入三分许，以手自臂勒至刺处出血，即愈。

火刺法

喉痛肿甚必当刺。用巴豆油涂纸上，捻条点火，才烟起即吹灭，令患人张口，带火刺于喉间，俄顷即吐出紫血而宽。

用药

主以甘桔汤，加薄荷、荆芥、防风、黄芩、玄参、牛蒡、竹茹等。咳嗽，加贝母、陈皮；发渴，加花粉、麦冬；唾血，加紫菀；呕恶，加半夏；胸满，加枳壳；便闭，加大黄；痰甚，加石膏；火甚，加黄连。卒闭暴死，用解毒雄黄丸。此皆治实火法也，若属虚者，当从权为主。古人有用人参、附子、肉桂、僵蚕，但理其下而上自安，此求本之治也。大抵血虚，用四物汤；气虚，用补中汤；肝火，用逍遥散；肾虚，用地黄汤，兼佐治标之药。有命门火衰，龙浮咽嗌者，惟八味丸最力，而寒凉之药，毫不可用也。

附：伏气

伏气者，名肾伤寒。谓非时暴寒，伏于少阴，寒邪抑郁，内格阳气，始初不病，旬日乃发，上行于咽门经会之处，寒热相搏，而成咽痛。脉息微弱，后必下利，当以辛热药攻其本病，顺其阴阳，则水升火降，而咽痛自已，用甘桔桂半汤主之。《伤寒》

附：疫气

有司天运气过亢，其年乡村染患相似者。此时气乘虚蕴蓄上焦，发作寒热，变为喉痛，俗名虾蟆瘟，又曰鸬鹚瘟。此证甚恶，切忌胆矾酸寒，郁遏阳气；硝黄攻下，引邪入里。须用辛凉甘苦，表里双解之品，普济消毒饮主之。

咽喉选方

桔梗汤 统治咽喉诸病。

牛蒡　玄参　升麻　桔梗　犀角　黄芩
木通　甘草

清热化痰丸　治痰火咽痛。

贝母　花粉　枳壳　桔梗　黄芩　黄连　玄参　甘草

四物汤　治血虚火动咽痛。

四君子汤　治气虚火动咽痛。

地黄汤　治相火上炎咽痛。

桂附八味丸　治龙火上越咽痛。以上四方俱见中风

逍遥散　治肝火上炎咽痛。方见火证

普济消毒饮方见头风

解毒雄黄丸　治急喉痹晕死，尤可救活。

雄黄　郁金各一两　巴豆十四粒

加僵蚕二钱半，芒硝五钱，醋糊丸，清茶下。

半夏桂甘汤　治肾伤寒病。

半夏　桂枝　桔梗　甘草

附子煎　治脏寒咽闭不利。

大附子一片，蜜涂炙黄，每含一片咽汁，甘味尽则易之。

捷径法《秘方》　治喉痹乳蛾。

用鲜杜牛膝根一握，艾叶七片，捣和，入乳汁，灌入鼻中，须臾痰涎从口鼻而出，立效。此名天名精，又名蚵蚾草，抽梗开花如小野菊，结子如蒿子相似，最粘人衣，狐气更甚，名鹤虱，即此草也。

治喉急风秘方

用蜘蛛七个，先将明矾五钱研末，放在铁刀头上，列蜘蛛在矾内，刀下以炭火熔矾。俟矾枯，共研细末，藏入小瓷瓶中。每用一字，吹入喉中，吐出稠痰即愈。

鱼骨鲠喉

用橄榄或肉或核，磨水咽下。

又方：用朴硝煎汤饮之即出，或威灵仙亦可。

卷之五

胸膈门

咳嗽章

大意

五脏六腑皆令人咳，非独肺也。《内经》 而其要皆主于肺，盖肺主气而声从此出。故咳之原，皆聚于胃而及于肺者，情关子母也。《汇补》

内因

肺居至高，主持诸气，体之至清、至轻者也。外因六淫，内因七情，肺金受伤，咳嗽之病从兹作矣。《指掌》 其火郁咳者，有声无痰，咳必连声；湿痰咳者，咳动有痰，痰出嗽止；食积痰嗽，面色青黄，五更转甚，吐痰如胶；瘀血嗽者，胸中窒碍，喉间腥气，或带黑血；胃火嗽者，口渴善饥，面赤脸热，午前尤甚；阴虚嗽者，五心烦热，气从下升，午重夜甚；劳伤嗽者，干咳无痰，喉痒声哑，痰中见血；停水嗽者，胸满头汗，怔忡吐涎，水逆不入；肺胀嗽者，喘急气粗，或左或右，则眠不得。有嗽久而成肺痈、肺痿者，必云门、中府引痛，咯吐脓血，腥秽异常。

外因

咳谓无痰而有声，肺气伤而不清也；嗽谓无声而有痰，脾湿动而生痰也；咳嗽谓有声有痰，因伤肺气复动脾湿也。《机要》 但风伤肺者，咳则鼻塞声重，口干喉痒，语未竟而咳；寒伤肺者，咳则胸紧干哑，凄怆怯寒，或遇寒则发；暑乘肺者，咳则口燥鼻干，面赤心烦，声嘶吐沫；湿乘肺者，咳则身重首蒙，自汗溺涩，骨节烦疼。《入门》 此皆暴病感邪，必兼头疼身热表证。

五脏劳咳

疲极伤肝，咳而左胁引痛；劳神伤心，咳而咽干咯血；劳力伤脾，咳而气短无力；叫呼伤肺，咳而呕吐白沫，口燥声嘶；房劳伤肾，咳而腰背引痛，

寒热夜发。《汇补》

脉法

咳必先审肺脉虚实。实者浮大有力，若沉而滑，则痰气盛也；虚者弦大无力，若沉细带数，则火郁极也。《入门》 久咳虚羸，脉弱者生，实牢大数者死；浮软者生，沉紧匿者死。

治分肺脾

因咳而有痰者，咳为重，治在肺；因痰而致嗽者，痰为重，治在脾。

治分内外

治表者，药不宜静，静则留连不解，变生他病，忌寒凉收敛，当以辛甘散邪；内虚者，药不宜动，动则虚火不宁，燥痒愈甚，忌辛香燥热，当以甘寒润肺。《必读》

治分四时

春气上升，润肺抑肝；夏火炎上，清金降火；秋湿热甚，清热泻湿；冬风寒重，解表行痰。《杂著》 以上虽分四时，临证又当从权。

治分新久

新咳有痰者，属外感，随时解散；无痰者，是火热，只宜清之。久咳有痰者，燥脾化痰；无痰者，清金降火。盖外感久则郁热，内伤久则火炎，俱宜开郁润燥。《入门》 今人但知肺主皮毛，一遇外感风寒，疏散之外，牢不可破。殊不知久则传里，变为郁咳，遂成痨瘵，多由不分内外所因、新久之异。夫形寒饮冷，新咳痰稠，固宜温寒散湿。若夫气动火炎，久咳无痰，当清热润燥，而温寒散湿之剂，又在所禁矣。常见痨证之发，每由咳嗽，治者不究其源，印定伤风，屡用辛温，发热自汗，食少便稠，卒成不救者有之。《汇补》

火忌发散

有肺伏火邪，腠理不闭，风邪易乘，遇感频发者，当兼清火。若数行解散，则重亡津液，邪蕴而为肺疽肺痈，不可不慎。立斋

邪忌补涩

肺为娇脏，易寒易热。虽参、芪、术、草，甘温平补，惟气虚最宜。若肺热有火，及风寒初盛者，

不可骤用。至于乌梅、粟壳、兜铃、五倍，尤不可遽进，恐致缠绵不已。《汇补》

肾虚滋肾

咳嗽烦冤，肾气之逆，以肾为藏气之脏也。凡咳嗽动引百骸，自觉从脐下逆奔而上者，乃肾虚气不归原，宜所服药中加补骨脂、五味子以敛之。《入门》

脾虚补脾

脾为黄婆，交媾水火，会合金木者也。久咳曾经泻肺，及房劳饥饱，以致脾肺虚而饮食少者，只理脾而咳自止。《类经》

死候

咳嗽面白，咽疮失音者，死；上气喘急，面肿抬肩，身热不眠者，危。脉滑手足温者，生；脉涩四肢寒者，死。咳而呕，腹满泄泻，脉弦急欲绝者，死；咳而脱形，身热，脉小坚急以疾，为逆。嗽而加汗者，死；嗽而下泄上喘者，死。《汇补》

用药

有余咳嗽，主以二陈汤。风，加羌活、防风、前胡、紫苏；寒，加麻黄、杏仁、葱白、金沸草；热，加黄芩、山栀、桑皮；湿，加苍术、防己、赤茯苓。食积嗽者，加山楂、枳壳；气滞咳者，加苏子、桔梗。

不足咳嗽，主以二冬二母汤。火咳，加款冬、玄参、黄芩；痰嗽，加瓜蒌、桑皮、苏子；郁，加苦梗、紫菀、枇杷叶；劳嗽，加参、芪、芍药；见血，加阿胶、紫菀；滋阴，加丹皮、黄柏。若夫脾泄者，以异功散加石斛、五味、百合、苡仁；肾虚者，以六味汤加麦冬、五味、枇杷叶。水寒射肺成咳者，五苓散；痰火入肺成咳，面浮者，粉黛散；肺中有虫者，润肺丸。大抵肺位最高，针石不能及，药饵不能到，惟桔梗能载诸药入肺，须临卧时细细咽下，方能入肺。

附：肺痿

久嗽肺虚，寒热往来，皮毛枯燥，声音不清，或嗽血线，口中有浊唾涎沫，脉数而虚，为肺痿之病。因津液重亡，火炎金燥，如草木亢旱而枝叶萎落也。治宜养血润肺，养气清金。初用二地二冬汤

以滋阴，后用门冬清肺饮以收功。丹溪

附：肺痈

久咳不已，浊吐腥臭，咳则胸中隐隐痛，口中辟辟燥，脉实滑数，大小便涩数，振寒吐沫，右胁拒按，为肺痈之病。因风寒内郁，痰火上凑，邪气结聚，蕴蓄成痈。若风邪内结者，小青龙汤；火邪内灼者，二冬汤；痰火郁结者，葶苈大枣泻肺汤；溃后收敛疮口，用团参饮子。若人风者，不治；面赤脉浮大者，亦不治。若觉胸膺有窍，口中所咳脓血，与窍相应而出者，当大补气血，佐以排脓之品。《汇补》

附：肺胀

肺胀者，动则喘满，气急息重，或左或右，不得眠者是也。如痰挟瘀血碍气，宜养血以流动乎气，降火以清利其痰，用四物汤加桃仁、枳壳、陈皮、瓜蒌、竹沥。又风寒郁于肺中，不得发越，喘嗽胀闷者，宜发汗以祛邪，利窍以顺气，用麻黄越婢加半夏汤。有停水不化，肺气不得下降者，其证水入即吐，宜四苓散加葶苈、桔梗、桑皮、石膏；有肾虚水枯，肺金不敢下降而胀者，其证干咳烦冤，宜六味丸加麦冬、五味。又有气散而胀者，宜补肺；气逆而胀者，宜降气。当参虚实而施治。若肺胀壅遏，不得眠卧，喘急鼻扇者，难治。《汇补》

附：胸痹

胸痹者，胸中痛引背，喘息咳唾，短气，寸脉沉迟，关上紧数，宜瓜蒌半夏薤白汤主之。《准绳》

附：痰火

有好色作劳之人，相火炽盛，气不归元，腾空而上，入于肺叶空隙之间，膜原之内，聚痰凑沫，喘咳烦冤，日续一日，久久渐成熟路，只俟肾气一动，喘嗽俱发。外症：咸痰稠浊，夜卧不眠，或两颐红赤，垒垒发块，或胸背有疮，如粟如米，皆其验也。治宜清心静养，保肺滋肾。若暴发而痰出如泉，声响如锯，面赤舌胀，喉硬目突者死。喻嘉言

咳嗽选方

二陈汤　治风寒湿痰食积，气滞咳嗽。方见痰证

粉黛散 治痰火入肺，肺气上逆，咳而不卧，面浮
气促。

真蚌粉新瓦上煅红，入青黛少许，用淡齑
水，滴麻油数点，调服二钱。

润肺丸 治肺中有虫，久嗽不已，渐变痨瘵。

百部　桑皮各二两　楝根三两五钱　明矾一两半
使君子一两　鹤虱一两　黄连五钱　甘草五钱
丸如黍米大，米饮下七八十丸，临卧服。
上半月用之。

琼玉膏 治肺虚久嗽，气散失音，干咳无痰，或见
血线。方见虚劳

清宁膏 治咳嗽属火炎热郁，气衰不足者。

生地　麦冬各十两　龙眼肉　薏苡仁各八两
橘红三两　桔梗　甘草　贝母各二两　薄荷五钱
煎成膏，将苡仁、贝母、薄荷为细末，调
入膏中服。

异功散 治咳嗽属土不生金，病兼少食泄泻者。方见血证

六味丸　治咳嗽属水衰火炎，病因房劳酒色者。方见中风

加味二冬汤　治咳嗽属火盛水亏，痰涎腥秽，将成痈瘘者。

天冬　麦冬各一钱半　生地　熟地各二钱　款冬
桔梗　贝母　紫菀　茯苓　甘草　沙参
瓜蒌霜各一钱

水煎。

门冬清肺饮　治劳伤气虚，火旺咳嗽。

即生脉散加：紫菀一钱半　当归三分　黄芪
白芍　甘草各一钱

水煎。

劫劳散　治心肾俱虚，发咳二三声，无痰，遇夜即热，热已即冷，时有盗汗，四肢倦怠，体瘦食少，夜卧恍惚，或有血丝者。

白芍　茯苓　当归　贝母　黄芪各一钱　甘草五分　熟地二钱　枣仁一钱半　阿胶蛤粉炒，

一钱二分

合生脉散同煎。

团参饮子 治久嗽肺虚。

紫团参 紫菀茸各三钱 款冬花二钱 乌梅一枚

水煎。

肺痈方 治肺痈未成即消，已成即溃，已溃即愈。

桔梗 金银花 黄芪 白及各一钱 陈皮

甘草各一钱二分 苡仁五钱 贝母一钱半 甜葶

苈八分

水、姜煎服。初起加防风，去黄芪；溃后

加人参；久不敛，加合欢皮。

越婢加半夏汤 治肺胀因感风寒，不能发散而

成者。

麻黄六两 石膏八两 生姜三两 甘草一两

半夏八两 大枣十五枚

水煎，去麻黄沫，后入诸药，再煎服。

泻白散方见火证

参苏饮加减　治冬寒咳嗽，属风寒外束者。

橘红　半夏　桔梗　前胡_{各一钱}　枳壳　杏仁　苏叶_{各八分}

身热，加柴、芩；痰多，加金沸草。

捷径方　治久嗽不止。

款冬花二两，于无风处烧之，以笔管吸烟咽下，即用美膳压下。

劫嗽方　治肺气耗散，久咳失音，用此劫之。

诃子　五味子　风化硝　五倍子_{各等份}　甘草_{减半}

水煎服，稳卧。

喘病章

大意

诸病喘满，皆属于热。《内经》　故病寒则气衰而息微，病热则气盛而息粗。_{河间}　盛则为喘，减则为枯。_{华佗}　盛者，肺中之火邪盛也；减者，肺中之元

气衰也。《汇补》

内因

肺居五脏之上，升降往来，无过不及。或六淫七情之所伤，或食饱碍气之为病，由是呼吸之气，不得宣畅而生喘。《汇补》

外候

气喘者，呼吸急促，无痰而有声；痰喘者，喘动有痰而有声；火喘者，乍进乍退，得食则减，食已大发；水喘者，辘辘有声，怔忡浮肿。此有余之喘也。气虚喘者，呼吸急促，不能接续；胃虚喘者，抬肩撷肚，饮食不进；阴虚喘者，气从脐下直冲清道。此不足之喘也。《汇补》

喘分虚实

虚者，气乏身凉，冷痰如冰；实者，气壮胸满，身热便硬。《入门》

短气分辨

若夫少气不足以息，呼吸不相接续，出多入少，名曰气短。气短者，气微力弱，非若喘证之气粗奔迫也。《汇补》

死候

发汗如油，汗出如珠，抬肩撷肚，直视谵语，鼻扇口开，及胸前高起，脉络散张，手足厥冷，脉散及数者，死。《入门》

脉法

脉滑，手足温者，生；脉涩，四肢寒者，死。脉宜浮迟，不宜急数。《脉经》上气，脉数，身热不得卧者，死；上气，面浮，脉浮大者，死。右寸脉实而紧，为肺感寒邪。亦有六脉沉伏者，并宜发散，则热退喘止。《汇补》

治法

外邪则散之，气郁则开之，痰则豁之，火则清之，停饮者吐之，脾虚者温之。气虚而火入于肺者，补气为先；阴虚而火来乘金者，壮水为亟；水寒火不归经者，导龙入海；肾虚水邪泛溢者，逐水下流。《汇补》

用药

主以二陈汤，加桔梗、枳壳、苏子等。寒郁，加麻黄、杏仁；风痰，加南星；火痰，加黄连、山栀；水气，加猪苓、泽泻。胃虚，四君子汤。肾经

阴虚，六味地黄汤；阳虚，安肾丸。妇人产后，及
跌仆损伤，瘀血入肺喘者，二味参苏饮；脾肾两虚，
观音应梦散，或参胡汤、八味丸。凡喘盛，不可用
苦寒，以火盛故也。

喘病选方

二陈汤 统治喘病，为其能顺气和中化痰也。方见
痰证

安肾丸 治肾虚水涸，气孤阳浮致喘者。

肉桂五两　破故纸　山药　石斛　白术　茯
苓　肉苁蓉　萆薢　巴戟　蒺藜　桃仁各
十五两　川乌炮，去皮、脐，五两

蜜丸，空心，温酒或盐汤服。

二味参苏饮 治产后瘀血入肺，咳嗽喘急。

人参一两　苏木二两

若口鼻气急黑色者，加附子救之。如愈后，
即服六君子汤为妙。

三拗汤　治风寒郁闭，喘促不得息。

　　麻黄一钱　杏仁七粒　甘草五分

　　水煎，热服取汗。

应梦散　治肾气烦冤，喘促不得卧。

　　人参一两　胡桃肉二枚，连衣　生姜五片　大枣二枚

　　水煎，临卧服。

千缗汤　治风痰上喘。

　　半夏七枚　皂荚一寸　甘草一寸

　　合导痰汤同煎，更效。

苏子降喘汤

　　苏子炒，捣碎　杏仁　桑皮　前胡　橘皮

　　半夏　桔梗各一钱　甘草四分

　　水煎。

五味子汤　治胃虚喘促，脉伏而数者。

　　五味子二钱　人参　麦冬　杏仁　陈皮各二钱半

　　生姜三片　大枣三枚

　　水煎服。

四君子汤 治胃虚气弱，水气上乘作喘。方见中风

参胡汤 治喘急随绝者，余屡用之有效，功不可
尽述。

人参二钱　胡桃肉二枚，不去衣、膈

水煎服。

八味丸 方见中风

越婢加半夏汤 方见咳嗽

华盖散 治风寒致哮。

麻黄　紫苏　杏仁　桑皮　赤茯苓　橘红
甘草

加姜煎。

参苏温肺汤

人参　肉桂　甘草　木香　五味　陈皮
半夏　桑皮　白术　紫苏各五钱　茯苓三分
冬月加麻黄。

劫法

椒目研极细末，姜汤调下二钱，未效再服。俟喘止后，分痰分火治之。

哮病章

大意

哮即痰喘之久而常发者，因内有壅塞之气，外有非时之感，膈有胶固之痰。三者相合，闭拒气道，搏击有声，发为哮病。《汇补》

内因

皮毛者，肺之合也。《内经》 肺经素有火邪，毛窍常疏，故风邪易入，谓之寒包热。《玉册》 由痰火郁于内，风寒束于外，或因坐卧寒湿，或因酸咸过度，或因积火熏蒸，病根深入，难以卒除。介宾

外候

哮与喘相类，但不似喘开口出气之多，而有呀呷之音。呷者口开，呀者口闭，开口闭口，尽有痰声，呷呀二音，合成哮字，以痰结喉间，与气相击

故也。《必读》

哮喘分辨

哮以声响言，喘以气息言。又喘促而喉中如水鸡声者，谓之哮；气促而连续不能以息者，谓之喘。《正传》

治法

或温散肺寒，或疏利膈热，或发汗祛邪，或探吐痰涎。《汇补》 避风寒，节厚味。禁用凉剂，恐风邪难解；禁用热剂，恐痰火易升。理气疏风，勿忘根本，为善也。《类经》

治分虚实

实邪为哮，固宜祛散。然亦有体弱质薄之人，及曾经发散，屡用攻劫，转致脉虚形减者，治当调补之中，兼以清肺利气。《汇补》

治分肺脾

哮虽肺病，而肺金以脾土为母，故肺中之浊痰，亦以脾中之湿热为母。俾脾气混浊，则上输浊液，尽变稠痰，肺家安能清净？所以清脾之法，尤要于清肺也。《汇补》

用药

主以二陈汤，加前胡、紫苏、枳壳、桔梗、杏仁、桑皮。温散用细辛，清火用石膏，发散加麻黄，探吐用瓜蒂，发汗用华盖散。

哮证发于初冬者，有二证：一属中外皆寒，乃东垣参苏温肺汤，劫寒痰之捷法也；一属寒包热，乃仲景越婢半夏汤，发散之法是也。此证古人有先于八九月未寒之时，用大承气汤下其蓄热，至冬寒之时，无热可包而哮不作者，然第可施于北方壮实之人，如体虚屡劫，变为脉虚不足者，六君子汤加桑皮、桔梗。

哮病选方

二陈汤 _{方见痰证}

参苏温肺汤 _{方见喘病}

越婢半夏汤 _{方见咳嗽}

五虎汤 痰哮用之如神,但为劫剂,不宜久服。虚人自汗,禁用。

麻黄　杏仁　石膏　甘草　桑皮　细辛生姜

白果汤 治哮喘痰盛。

半夏　麻黄　款冬花　桑皮　甘草各三钱白果二十一个　黄芩　杏仁各一钱五分　苏子二钱御米壳一钱

水煎,分二服。

大承气汤

大黄　芒硝　枳实　厚朴各等份

水煎,入硝一二沸,去渣服。

捷径方

用萝卜汁、生梨汁、藕汁、姜汁等份,入酒煮熟,埋土中,去火毒,不拘时服。

治小儿哮证,用海螵蛸刮屑,研细末,以糖蘸吃,立愈。服后发者再服。

治顽痰哮喘，用青皮一枚，劈开去穰，入江子一枚，麻线扎定，火上烧尽烟，存性为末，生姜汁和酒呷之。

治风痰致哮，用鸡子略损壳，浸尿中三四日夜，煮食之。

治哮秘方

人言一钱，绢包，和川黄连三钱，煮水干为度。后用石中黄三钱、鹅儿不食草三钱、江西淡豆豉一两，研为丸，如绿豆大，每服五丸，温白滚汤下。

吐血章

大意

心主血而不能藏，夜则复归于肝，肝藏血而不能主，昼则听命于心。心为君，肝为相，君火以动，相火从之。相火一动，六经之火从之。火动则血随以动，火升则血随以升。《指掌》

内因

或四气伤于外，七情动于中，及饮食房欲，坠闪劳损。三锡　六经受伤，血液流并，聚于胸臆两胁之间，乘火而升。《指掌》从胃脘而越出。《入门》其伤重，夹背而上，如潮涌至，势不可遏。《指掌》

外候

积热肺胃者，必胸满脉实；大怒气逆者，必面青脉弦。阳虚而血外走，必虚冷恶寒；阴虚而火上亢，必喘咳哄热。劳心不能主血，必烦心躁闷；劳力不能摄血，必自汗倦怠。郁结伤脾，忧恚少食；劳伤肺气，久咳无痰。气虚不统者，其血散漫；积瘀停蓄者，其血成块。热郁在上者，血必紫；虚炎下起者，血必鲜。感寒泣血，血白黑点；肺生痈疽，血必兼脓。先痰带血者，痰火积热；先血兼痰者，阴虚火猖。饮食饱闷而吐血，必食伤胃脘而不运；饮酒过醉而吐血，必酒伤清道而妄行。《汇补》

血分浮沉

吐血，水内浮者，肺血也；沉者，肝血也；半浮半沉者，心血也；色赤如太阳之红者，肾血也。

各随见症而参之。《摘玄》

血分顺逆

凡血上越为呕吐者，皆逆，其治难；后变下行为恶利者，为顺，其治易。东垣

血分阴阳

血证身热多渴，脉大者，是火邪胜也，其治难；身凉不渴，脉静者，是正气复也，其治易。

危证

若心肺脉破，血如涌泉，口鼻俱流，气促汗冷者，危。

脉法

脉得诸濡弱为亡血，芤为失血，涩为少血，牢为蓄血。大抵沉弱滑小者，生；实大弦牢者，死；关尺之脉弦细如循刀刃者，死。

治血大法

凡血越上窍，皆阳盛阴虚，有升无降，俱宜补阴抑阳，气降而血自归经。《纂要》

虚中实法

若大醉、大饱、大怒、大劳之后忽然吐血者，

宜降气，不宜降火；宜行血，不宜止血；宜补肝，不宜伐肝。《经疏》

虚中虚法

如素有虚损病根，而时常见血者，宜甘寒凉血，辛平行气。酸敛止塞其源，甘温收补其后。《入门》

服童便法

凡血证服寒凉药，则百不一生，饮溲溺则百不一死。褚澄　盖溲溺降火滋阴，又能消瘀血而止吐衄也。

见黑止法

血热则行，冷则凝，见黑则止，理之必然。《神书》　故止血之药，必用炒黑，乃水能制火也。《汇补》

瘀血宜消

血不可单行单止，盖血来未多，必有瘀于胸膈。当先消瘀，而佐以润下之品，使败血下行，乃服止血药以固其根，用补血药以还其元。《指掌》

血虚宜补

若吐久不止，当用温补以健理脾胃，使脾和则能裹血也。若暴吐不止，当用参、术以急固元阳，

血脱益气，阳生阴长之理也。《医贯》

势急从治

凡吐血太甚，势难遏止，此火性急速，如泛用凉药，反增搏击。宜辛味从治，用炒黑干姜末，童便调服之。《六要》

血家治禁

劳伤误用寒凉，则胸满膈痛，血愈郁矣；阴火误用燥热，则血愈枯竭，痨瘵成矣。坠堕闪锉，气逆气郁，误行补涩，则瘀蓄于胃，心下胀满，食入即吐，名曰血逆；瘀蓄于脾，大腹膨胀，渐成鼓满，名曰血蛊。《汇补》

用药

主以四物汤，去川芎。消瘀，加丹皮、茶花、韭汁、童便；清热，加玄参、黄芩、麦冬；降气，加苏子、枇杷叶；行血，加牛膝、丹参；止涩，加蒲黄、牛膝、藕节；通导，加大黄、桃仁。此常法也。若暴吐不止，气随血脱者，则四物等汤所不及，当以独参汤追其元阳；若真阴失守，血随火沸，则参、附等药尤不相宜，当以地黄汤加五味子滋其化源。如肾中阳虚，下寒上热，宜八味丸以引火归源，此阴阳虚实之机，最宜审察。如久吐不止，加白及末服之，古人亦有用猪、羊肺蘸食之者。

吐衄咳咯血辨

吐血出于胃，吐行浊道；衄血出于经，衄行清道。喉与咽二者不同也。盖经者走，经之血走而不守，随气而行，火性急速，故随经直犯清道而出于鼻。其不出于鼻者，则挟火凌金渗入肺窍，而出于咽为咳咯也。胃者守营之血，守而不走，存于胃中，胃气有伤，不能摄血，故令人呕吐，从喉而出于口也。《汇补》

附：衄血

肺开窍于鼻，能为衄血。然肺经多气少血，惟冲、任二脉为血之海，附于阳明。阳明之经，上交鼻额，又为多血少气之乡。所以火起冲、任，血流阳明，此衄血又属胃经也。大抵劳伤元气，阴虚火动，逆于肺而衄者，宜凉血散气；逆于胃而衄者，宜清胃生脉。如六脉弦细而涩，面色枯白不泽者，此脱血大虚而挟寒，宜甘温补血；如六脉洪大而虚，面赤心动善惊者，此心火上炎而血溢，宜甘寒凉血。有下虚上盛而衄者，当辛温以补命门；有上焦积热而衄者，当寒凉以泻心肺。衄后眩晕者，十全大补汤；流而不止者，用百草霜，或人中末，或胎发灰，或莱菔汁，或山栀末，或葱汁吹滴鼻内，再以韭根、葱白，捣如枣核大，塞鼻中。或用茅根烧烟，酒醋吸气，或用湿纸搭顶门，或用大蒜捣贴足心，皆法之验而可试者。《汇补》

附：呕血

《经》云：怒则气逆，甚则呕血。宜抑怒以全阴，否则五志之火动极，不治。四物汤去川芎，加丹皮、韭汁、童便、青皮、香附、郁金、山茶花治之。若六脉弦急，血菀于上，名曰薄厥，六郁汤治之。又有胸中气塞，便吐紫黑血块者，此为瘀血，宜消瘀解毒，不可止涩，变生别病。壮实者，用釜底抽薪法。《汇补》

附：咳血

咳血者，火乘金位，肺络受伤。《指掌》 热壅于肺则咳血，久嗽损肺，亦能咳血。壅于肺者易治，不过清之而已；损于肺者难治，久成痨瘵，宜甘桔汤，加阿胶、黄芩、贝母、麦冬、茯苓、丹皮、生地、款冬、沙参主之，或天门冬丸。《汇补》

附：咯血

咯血属肾，或成疙瘩，或如红丝，在痰中唾中，咳咯而出。东垣 多因心气虚耗，不能主血，血不归经，停留于内，得咯而出。其证面色痿黄，五心烦热。立斋 此是肺肾有伤，治宜滋阴降火，生地黄散主之。《入门》

附：唾血

唾中带血，属在肾经。亦有瘀血内积，肺气壅遏，不能下降者。脉坚强者死，软滑者生。清唾汤主之。《汇补》

附：痰涎血

痰中带血，多属脾经，须分痰血先后施治。先见血而后嗽痰者，此相火上炎，煎熬成痰，降火为主，若用消痰，则血溢而不止；其先痰嗽而后见血者，是积热生痰，载血上行，清痰为要，若用血药，则痰滞而不行。《汇补》

附：齿衄

有血从齿缝牙龈中出者，名曰齿衄，属阳明、少阴二经证。从阳明者，龈肉腐烂，痛甚口臭，齿不动摇，由好饮及膏粱积热所致；从少阴者，齿浮动脱落，口不臭，由好色火旺水亏所致。其属阳明者，服清胃散；热甚者，承气汤，外敷石膏散。属少阴者，六味丸，加黄柏、骨碎补。阳虚者，八味丸，外敷雄鼠骨散，或青盐炒香附擦之。外治用烧盐、釜墨二物研匀，临卧擦牙漱口，亦佳。《汇补》

附：肌衄

有皮毛节次出血，少间不出，即皮胀如鼓，口鼻、眼目俱皆胀合，名曰脉溢。以姜汁和水，各一二盏饮之。《类案》

附：腘血

有膝腕后委中穴，搔之血出不止，谓之腘血，此肾与膀胱虚热也。

吐血选方

四物汤 统治血证。

归脾汤 收功调补者用之。

六味丸 阴虚火动者用之。

八味丸 阳虚水泛者用之。以上四方俱见中风

理中汤 阳虚阴走者用之。方见中寒

独参汤 血脱益气者用之。
人参分量随定，须拣上等者，清水浓煎，顿服。

犀角地黄汤 上病疗下之方。
当归 丹皮 犀角各一钱 生地四钱
一方用大黄、黄芩、黄连。

门冬饮子 治气虚不能摄血。
麦冬 五味子 人参 当归 黄芪 生地
水煎。

生地黄散　清上滋下之方。

> 生地　熟地　枸杞　地骨皮　天冬　白芍
> 甘草　黄芩　黄芪

天门冬丸

> 天冬　阿胶　甘草　贝母　茯苓　杏仁
> 炼蜜丸。

四生丸

> 生荷叶　生艾叶　生柏叶　生地
> 等份，捣烂，每服一钱，水煎。

清胃散　治阳明胃火。

> 黄连　生地　当归各三分　升麻一钱　丹皮五分
> 水煎，冷服。

三黄补血汤　阳生阴长之方。

> 熟地二钱　生地三钱　黄芪　丹皮　川芎
> 升麻各一钱　当归　柴胡各一钱五分　白芍五钱

清唾汤 治唾中带血，随唾而出。

知母　贝母　桔梗　黄柏　熟地　玄参
远志　天冬　麦冬各等份　炮姜减半

水煎。

又方：用芦根汁、藕节汁、梨汁和童便
饮之。

呃逆章

大意

《内经》有咳逆，而无呃逆。大率由痰闭于上，火动于下，上注于肺，直冲清道而作声也。有阴阳之分，虚实之别，寒热之异，不可一概混治。要知胃实则噫，胃虚则哕。《汇补》

内因

有久病胃虚者，有伤寒失下者。有痰结于上，火起于下，痰火相搏者。有胃弱阴虚，木挟火势，上凌胃土者。有过服寒凉，胃寒而得者。有水停食郁，气逆而得者。有怫怒郁热者，有单衣着寒者。《汇补》

外候

火呃，呃声大响，乍发乍止，燥渴便难，脉数有力；寒呃，朝宽暮急，连续不已，手足清冷，脉迟无力；痰呃，呼吸不利，呃有痰声，脉滑有力；虚呃，气不接续，呃气转大，脉虚无力；瘀呃，心胸刺痛，水下即呃，脉芤沉涩。《汇补》

呃逆上下

中焦呃逆，其声轻而短，水谷为病也；下焦呃逆，其声恶而长，虚邪相搏也。子昆

呃逆虚实

不足因内伤脾胃，及大病后胃弱，多面青肢冷便软；有余因外感胃热，及大怒大饱，多面红肢热便闭。虚者难治，实者易愈。如寻常无别证，忽然发呃者，属气逆与痰滞。《入门》

呃逆危证

伤寒及滞下后，老人、虚人，妇人产后，多有呃证者，皆病深之候也。《三因》 若额上出汗，连声不绝者，危。《医鉴》

脉法

浮而缓者，易治；大而散者，难治。结促者，可治；脉代者，难治。又左关弦者，为木乘土；右寸数者，为火刑金，俱不治。

治法

治当降气化痰和胃为主，随其所感而用药。气逆者，疏导之；食停者，消化之；痰滞者，涌吐之；热郁者，清下之；血瘀者，破导之。若汗吐下后，服凉药过多者，当温补；阴火上冲者，当平补；虚而挟热者，当凉补。《汇补》

温补宜审

《局方》概用丁、附、姜、桂，温暖助火，不辨寒热，其间气实痰滞，当用开导者。若执一治之，损不足而益有余，宜乎呃逆之必死也。丹溪

用药

主以二陈汤。平人气呃，加枳壳、莱菔子；食呃，加山楂、麦芽；痰火，加山栀、黄连；水气，加猪苓、泽泻；胃虚，加人参、白术；胃寒，加丁香、炮姜。伤寒失下，主以承气汤。顽痰可吐，主

以瓜蒂散。气不归原，主以八味丸。古方用柿蒂者，取其苦温能降滞气也。

呃逆选方

陈皮汤 治痰气作呃。

陈皮四钱 生姜八钱
水煎服。

橘皮竹茹汤 治虚热痰呃。

陈皮 竹茹各二钱 大枣三枚 生姜八分 人
参一钱 甘草一钱

柿钱散洁古 治虚寒作呃。

柿蒂 丁香 人参各等份
水煎。

丁香柿蒂散 治寒气作呃。

丁香 柿蒂 青皮 陈皮各等份
水煎。

木香调气散　治气郁气逆作呃。方见反胃

理中汤　治虚寒作呃。方见中寒

参附汤　治大汗、大吐、大泻后，厥冷，呃忒，
腹痛。

人参一两　附子炮，五钱

姜、枣煎。

大补阴丸

大补丸　治阴火上炎作呃。二方俱见火证

大柴胡汤方见发热

苏子降气汤方见气证

凉膈散方见火证　三方皆治地道不通，因而呃逆，及
火郁为患者。

外治法　或以纸捻鼻，嚏而止；或以诈冤盗贼而止；
或鼻闻食香调气而止。皆抑之、骇之，而
使气下也，此治气逆之法。若夫虚寒呃逆，

用乳香、硫黄、艾叶各三钱为末，好酒一钟，煎数沸，乘热使病患鼻嗅其气。甚者，灸期门穴于乳下动处，男左女右三七壮；再不止者，灸脐下丹田二三十壮，间有活者。

呕吐章

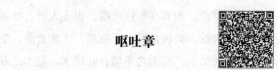

大意

呕、吐、哕俱属脾胃虚弱，或寒热所侵，或饮食所伤，致气上逆而食不得下也。东垣

内因

有内伤饮食，填塞太阴，新谷入胃，气不宣通而吐者；有久病气虚，胃气衰微，闻食则呕者。有胃中有热，食入即吐者；有胃中有寒，食久方吐者。有风邪在胃，翻翻不定，郁成酸水，全不入食者；有暑邪犯胃，心烦口渴，腹痛泄泻而呕者。有胃中有脓，腥臊熏臭而呕者；有胃中有虫，作痛吐水，得食暂止者。有胃中停水，心下怔忡，口渴欲

饮，水入即吐者；有胃中有痰，恶心头眩，中脘躁扰，食入即吐者。《汇补》

外候

挟寒，则喜热恶寒，肢冷脉小；挟热，则喜冷恶热，躁渴脉洪。气滞者，胀满不通；痰饮者，遇冷即发。呕苦，知邪在胆；吐酸，识火入肝。呕涎水，虽属痰饮，尚疑虫证；吐酸腐，无非食滞，更防火患。吐清水，是土之卑监；吐绿水，是木之发生。黑水从胃底翻出，臭水是肠中逆来。《汇补》

吐分三焦

上焦吐者从于气，气者，天之阳也，脉浮而洪，头晕不已，气上冲胸，食已即吐，渴欲饮水，当降气和中；中焦吐者从于积，有阴有阳，气食相假，脉浮而弦，胸中痞闷，或先痛后吐，或先吐后痛，当祛积和气。下焦吐者从于寒，地道也，脉大而迟，四肢清冷，朝食暮吐，暮食朝吐，小便清利，大便不通，当通其闭塞，温其寒气。洁古

呕吐哕辨

呕属阳明，气血居多之乡，故有声有物，气血

俱病也；吐属太阴，多血少气之所，故有物无声，血病也；哕属少阳，多气少血之部，故有声有物，气病也。东垣

呕哕微甚

干呕即哕之微，哕即干呕之甚。呕声轻小而短，哕声重大而长。呕为轻，哕为重。《溯洄》 故曰：木陈者，其叶落；病深者，其声哕。经文

死证

吐如青菜汁者，死。船晕大吐不止，渴欲饮水者，危，惟童便饮之最效。女子肝气大实，久吐不已者，死。呕而脉弱，小便复利，身有微热，见厥者，死。

脉法

寸口脉微者，胃寒；趺阳脉浮者，胃虚。阳紧阴数为吐，阳浮而数亦为吐。寸紧尺涩，胸满而吐，紧而滑者吐逆，紧而涩者难治。寸口脉紧而芤为噎，关上脉数为吐。寸口脉微数则血不足，胸中冷故吐。又有呕吐太甚，胸气不能降，而尺脉不至者。《汇补》

治法

古方以半夏、生姜、橘皮为呕家圣药，独东垣云生姜止呕，但治表实气壅。若胃虚谷气不行，惟当补胃调中，推扬谷气而已。若吐而诸药不效，必加镇重以坠之；吐而中气久虚，必借谷食以和之。《必读》

呕吐忌下

凡呕吐者，切不可下，逆之故也。丹溪 惟兼胸满腹胀者，视其何部不利，然后利之。《大全》

阴虚成呕

诸阳气浮，无所依纵，呕咳上气，此阴虚成呕，不独胃家为病，所谓无阴则呕也，地黄汤加石斛、沉香治之。《汇补》

附：漏气走哺

先吐后泻，身热腹闷，名曰漏气。漏气者，上焦伤风也。二便不通，气逆不续，名曰走哺。走哺者，下焦实热也。《准绳》

附：食痹

食痹者，食已则心下痛，吐出乃止。此因胃脘痰饮恶血留滞于中所致，薤白半夏汤治之。《汇补》

用药

主以二陈汤，加藿香、厚朴。因食者，必嗳气吞酸，加枳实、山楂、麦芽；因气者，必痞满不舒，加枳壳、苏梗、厚朴；胃热者，必呕苦吐酸，加黄连、姜炒山栀；胃寒者，必呕冷不食，加炮姜、益智；湿痰者，必呕绿水痰涎，加苍术、香附；虫痛者，必吐清水，能食，加楝根、使君。气虚挟热合四君子，气虚挟寒合理中汤，或入糯米共煎，或用伏龙肝水煎，或煎好调代赭石末服。

呕吐选方

二陈汤 治呕吐诸症，为能安胃气降逆气也。方见痰证

六君子汤 治胃气衰微呕吐。方见中风

理中汤 治胃气虚寒呕吐。方见中寒

竹茹汤 治胃热火炎呕吐。

橘皮　半夏各三钱　甘草　竹茹各一钱　山

栀七分　枇杷叶二片

姜、枣，水煎。

左金丸　治肝火上逆呕吐。

黄连　吴茱萸各等份

末之，粥丸，煎白术陈皮汤下。

小半夏汤　治胃实呕吐。

半夏　生姜各三钱

加橘皮，名橘皮半夏汤。

大半夏汤　治胃虚呕吐。

半夏五钱　人参三钱　白蜜三钱

水扬二百四十遍，煎。

半夏生姜大黄汤　治邪实呕吐，便闭可下者。

半夏二两　生姜两半　大黄二两

水煎，分三服。

红豆丸　治胃气久虚，大寒呕吐。

丁香　胡椒　砂仁　红豆各二十粒

姜汁糊丸，以大枣去核填药，面裹煨熟，细嚼，白滚汤下。

麦冬汤 治漏气，因上焦伤风，邪着不舒，闷而呕吐。

麦冬 芦根 竹茹 白术各五两 甘草三两 茯苓三两 人参 陈皮 葳蕤各三两 生姜五片 陈皮一撮

水煎，分服。

人参汤 治走哺，由大小便不通，下焦实热。

人参 黄芩 知母 葳蕤各三两 芦根 竹茹 白术 山栀 陈皮各半两 石膏一两

每服四钱，水煎。

旋覆代赭汤 治呕吐不已，真气逆而不降，用此镇坠。

旋覆花三钱 代赭石一钱，研

用旋覆花煎，调赭石末服。

痞满章

大意

痞与否同，不通泰之谓也。气血痰积，皆能成之。觉满闷痞塞，按之不痛，由脾弱勿能运化，故《内经》谓太阴所至为痞膈中满。《汇补》

内因

痞由阴伏阳蓄，气血不运而成。处心下，位中央，填满痞塞，皆湿土之为病也。《心法》

外候

痞与胀满不同，胀满则内胀而外亦有形，痞满则内觉满塞而外无形迹。《汇补》

痞分虚实

虚痞不食，大便利；实痞能食，大便闭。虚痞以芍药、陈皮和之，实痞以厚朴、枳实消之。《汇补》

痞满分治

有饮食痰积不运为痞者，六君子加山楂、谷芽。有湿热太甚，土来心下为痞者，分消上下，与湿同治，或黄连泻心汤。不因误下，邪气乘虚为痞者，宜理脾胃，兼以血药调之。有阴火上炎，痞闷嗳气者，宜降火。有肝气不伸，膈有稠痰，两寸关脉弦滑带涩者，当先吐而后舒郁。有中虚不运，如饥如刺者，益气温中。有内伤劳役，清气下陷，浊气犯上者，补中益气，兼清湿热。有悲哀多郁，痰挟瘀血，结成窠囊者，宜逐瘀行气。有食后感寒，饮食不消，或食冷物成痞者，宜温中化滞。《汇补》

痞分肥瘦

肥人心下痞，湿痰也，二陈二术，有火加芩、连，实者去白术，或滚痰丸；瘦人心下痞，乃郁热也，宜枳实、黄连以导之，葛根、升麻以发之。《汇补》

脉法

胸痞脉滑，为有痰结，弦伏中虚，微涩气劣，沉涩血郁。《举要》

治法

大抵心下痞闷，必是脾胃受亏，浊气挟痰，不能运化为患。初宜舒郁化痰降火，二陈、越鞠、芩连之类；久之固中气，参、术、苓、草之类，佐以他药。有痰治痰，有火清火，郁则兼化，若妄用克伐，祸不旋踵。又痞同湿治，惟宜上下分消其气。如果有内实之证，庶可疏导。《汇补》

用药

主以二陈汤去甘草，加人参、白术、枳实、厚朴、黄芩、黄连、泽泻等。如饮食痰积，去参、术，加山楂、麦芽、莱菔子、青皮；湿热太甚，去参、术，加苍术、黄柏；中虚不运者，加山楂、麦芽助化之。肥人湿痰，宜苍术、半夏、茯苓、滑石消之；瘦人湿热，宜枳实、黄连导之，升麻、葛根发之。若大病后，元气未复而痞满短气，及误服利剂为虚痞者，宜补中益气汤，加陈皮、枳实。

痞满选方

厚朴温中汤 治脾胃气虚，心腹胀满，疼痛时止时作者。

厚朴　陈皮　茯苓　草豆蔻　甘草　木香干姜

如不应，加参、术。

黄连泻心汤

黄连　厚朴　干姜各五分　甘草三分　人参
半夏　生姜各一钱

水煎。

东垣失笑丸

治右关脉弦，心下虚痞，恶食懒倦，
开胃进食。

黄连　枳实各五钱　麦芽二钱　干姜　甘草
白术　茯苓　人参　半夏曲各三钱　厚朴四钱

蒸饼丸，服。

木香顺气丸汤

治心腹满闷。药稍辛散，初病无火
最宜。

木香　益智　陈皮　苍术　草豆蔻　厚朴
青皮　茯苓　泽泻　半夏　干姜　茱萸
当归　人参　升麻　柴胡

消痞丸

治心下痞块，或痛或黄肿，肌瘦腹大，作
胀，气积食积。

苍术^{四两}　厚朴^{四钱}　青皮^{二钱}　陈皮　山楂
枳实^{各二两}　三棱　莪术　槟榔　草果　针
砂^{各五钱}　砂仁　木香^{各七钱}　小茴　甘草
香附　乌药^{各一两}

上为末，酒糊丸，如黄豆大。每服十五丸，
姜汤下。

噎膈章

大意

三阳结谓之膈。《内经》　三阳者，大小肠膀胱
也。小肠热结则血脉燥，大肠热结则便闭，膀胱热
结则津液涸。三阳既结，便闭不通，火反上行，所
以噎食不下。^{子和}

内因

膈，有拒格意。因忧郁失志，及膏粱厚味，醇
酒淫欲而动脾胃肝肾之火，致令血液衰耗，胃脘枯
槁，气郁成火，液凝为痰，痰火固结，妨碍道路，
饮食难进，噎膈所由成也。《汇补》

外候

噎枯在上，咽喉壅塞，饮虽可入，食不能下；膈枯在下，胸臆痞闷，食虽可入，至胃复出。或食下而眼白口开，气不能顺；或食入而当心刺痛，须臾吐出，食出痛止。《绳墨》

噎分五种

有气滞者，有血瘀者，有火炎者，有痰凝者，有食积者。虽分五种，总归七情之变。由气郁为火，火旺血枯，津液成痰，痰壅而食不化也。若咽下塞住不宽，项背转侧，欠伸不得，似乎膈噎之证。饮食不下，心胃作疼，此痰凝血瘀。更有痰气结核在咽臆间，咯吐不出，饮食不下，此七情所致，不可用润剂，以二陈加香附、砂仁、瓜蒌、苏子、枳壳、厚朴、黄连、生姜开之。有因色欲过度，阴火上炎，遂成膈气，宜作死血治，二陈加当归、桃仁、香附、砂仁、白术、沉香、韭汁、姜汁治之。《汇补》

噎属七情

怒气所致，食则气逆不下；劳气所致，为咽噎喘促；思气所致，为中痞，三焦闭塞，咽噎不利。

《针经》 大抵此证乃神思间病，惟内观静养，庶几得之。《鸡峰》

噎与膈分

噎乃阴气不得下降，六腑之所生，属阳与气；膈为阳气不能上出，五脏之所生，属阴与血。然皆由阴中伏阳而作也。东垣

脉法

数而无力为血虚，缓而无力为气虚，弦滑有力为痰，数实有力为热。又血虚者，左脉无力；气虚者，右脉无力；痰凝者，寸关沉滑而大；气滞者，寸关沉伏而涩。火气冲逆者，脉来数大；瘀血积滞者，脉来芤涩。小弱而涩者，反胃；紧滑而革者，噎膈。

治法

治宜养血生津，清痰降火，顺气调脾，抑肝开郁。

治养虚实

若健脾理痰，恐燥剂妨于津液；用养血生津，恐润剂碍于中州。审其阴伤火旺，以养血为亟；脾

伤阴盛，以温补为先。更有忧恚盘礴，火郁闭结，神不大衰，脉犹有力，当以仓公、河间法下之，关肩自通。若膈间痰盛者，先微微涌出，然后治下，药势易行，或蜜盐下导亦可。《必读》

治在肺肾

夫阴血根于肾，阳气运于肺，胃中之气血，皆藉此滋生也。故有气衰不能运化生痰者，亦有血衰不能滋肾生火者，当养金水二脏，使阴血滋润，津液生而噎膈渐开也。《汇补》

治宜调补

咽噎闭塞，胸膈满闷，似属气滞，然有服耗气药过多，中气不运而致者，当补气；大便燥热，结如羊屎，似属血热，然有服利药过多，血液衰耗而致者，当补血。《玉机》

治禁香燥

治宜益阴养胃为主，辛香开导为暂。若概以辛散燥热之药，以火济火，重耗津液，久则大便闭结，幽门不通，上冲吸门，而噎膈转甚矣。《汇补》

治禁泥滞

尝见多郁之人，气结胸臆，聚而成痰，胶固上焦，道路窄狭，不能宽转。又或好酒之徒，湿中生火，火复生痰，痰火交煎，胶结不开，阻塞清道，渐觉涩痛。若以血槁治，投以滋润之品，血未必润，反助其痰，病何由愈？惟黑瘦之人，真阴素虚，常觉内热，又不嗜酒，或过服香燥热药，当以血槁治之。《汇补》

死证

年满六旬者，难治；粪如羊屎者，不治；大吐白沫者，不治。胸腹嘈痛如刀割者，死；不绝酒色及忧患者，危。

用药

主以二陈汤，加白术、枳壳。清痰，加竹沥、姜汁；降火，加竹茹、山栀；开郁，加香附、抚芎；抑肝，加青皮、白芍。如咽嗌阻格，此为血少，加当归、韭汁；如胸臆满闷，此为气逆，加诃子、昆布。食下心痛，吐出乃止，此胃中血瘀也，加韭汁、姜汁以润之；腹硬而大便闭结，食反上奔，此下焦实热也，加大黄、桃仁以下之。有虫，加驴尿；有火，加童便。如血少瘦弱，本方合四物汤；气虚倦怠，本方合四君子，加竹沥、姜汁、童便、乳酪之类。凡膈病初起，郁结太过，血液未枯者，当以沉香、木香、豆蔻等开提之，不可徒用滋补；及久病胃伤，津液已涸者，当以白蜜、芦根、当归、白芍养之，不可徒事香燥。此先后之序也。

附：梅核气

梅核气者，痰气窒塞于咽喉之间，咯之不出，咽之不下，状如梅核。此因湿热内郁，痰气凝结，治宜开郁顺气消痰，加味二陈主之。一方：用韭汁一杯、姜汁半杯、牛乳半杯，和匀，细细温服，得下咽，渐加之。

噎膈选方

五汁饮

芦根汁　生姜汁　韭汁　沉香汁　竹沥

和匀，重汤煮服。

七圣汤

半夏　黄连　白蔻　人参　茯苓　竹茹_{各等份}

生姜水煎。

涌痰汤

甘草　桔梗　瓜蒂_{各一钱}　枳壳　陈皮_{各五份}

水煎，饮尽探吐。

滋阴清膈散

滋血润肠汤_{二方见反胃}

噎膈仙方

白硼砂一钱半，真青黛一钱，乌角沉香二钱，共为细末，听用。再用白马尿一斤_{如反胃者用黑驴尿}，白萝卜一斤取汁，生姜半斤取汁，共于铜锅内熬成膏。每服用膏三茶匙，加前末药七厘，白汤调下，一日三服。当日可以通关能食，诚神验仙方也。

反胃章

大意

王太仆曰：食入反出，是谓无火。张洁古曰：下焦吐者因于寒。合是两说而并衡之，其为真火衰微，不能腐熟水谷则一也。《汇补》

内因

病由悲愤气结，思虑伤脾，或先富后贫之失精，或先贵后贱之脱营，抑郁无聊而寄情诗酒，或艳冶当前而纵饮高歌，皆能酿成痰火，妨碍饷道而食反出。《汇补》

外候

或食已则吐，或再食则吐，或朝食暮吐，或暮食朝吐，心胸痞闷，往来寒热，或大便不实，或嗳腐噎酸。丹溪

反胃分辨

有损伤胃气而吐者，有脾不运化而吐者，有中焦积热者，有下焦虚寒者。脉大有力，当作热治；

脉小无力，当作寒医。色之黄白而枯者为虚寒，色之红赤而泽者为实热。士材

脉法

趺阳脉浮而涩，虚而微，弦而迟，小而滑者，均为反胃。右尺濡弱者，亦成反胃。

治法

治宜开胃顺气以调上，培脾扶土以和中，壮火回阳以温下。其他如化痰、抑肝、镇坠诸药，酌而用之。

用药

主以二陈汤，加藿香、蔻仁、木香、砂仁、香附、苏梗。消食，加神曲、麦芽；助脾，加人参、白术；抑肝，加沉香、白芍；温中，加炮姜、益智；壮火，加肉桂、丁香，甚用附子理中汤，或八味丸。反胃，用伏龙肝水煎药以补土，糯米汁以泽脾，代赭以镇逆，乌铭以抑肝。若服药初愈者，切不便与粥，复伤胃家，惟以人参五钱、陈皮一钱、老黄米一两，作汤细啜，旬日之后，方可食粥。否则仓廪未固，卒至不救。

反胃选方

二陈汤方见痰证

理中汤方见中寒

八味丸

六君子汤二方见中风

木香调气散

白豆蔻　丁香　木香各二钱　檀香一钱半　藿
香八分　砂仁四钱　甘草八分

为末，每服二钱，加盐少许，沸汤下。

滋血润肠汤《统旨》　治血枯，及死血在膈，饮食不
下反出，便燥。

当归三钱　白芍　生地各一钱半　红花　桃仁
大黄煨　枳壳各一钱

水煎，入韭汁服。

滋阴清膈散 治阴火上冲而食反出。

当归 白芍 黄柏 黄连各一钱半 黄芩

山栀 生地各一钱 甘草三分

水煎，入童便、竹沥服。

九伯饼 治反胃饮食不下，下即吐痰涎。

南星姜汁制，炮七次 人参各三钱 半夏姜汁洗七次

枯矾 枳实麸炒七次 厚朴姜炒

甘草各五钱 木香四钱 豆豉一两

为末，老米打糊为饼，如钱大，瓦上焙干，

露过。每服一饼，细嚼，以姜煎平胃散下。

此方加阿魏三钱，神效。

附子散

用大附子一只，坐砖上，四面着火，渐逼

干，淬入姜汁中，又依前火逼干，复淬之，

约姜汁尽碗许。捣为末，将粟米饮下一钱。

金桃酒 治反胃吐酸。

古铜四钱，敲如米大，再入核桃肉一斤，

与前同研烂。用烧酒一斤，和铜挑匀，入瓶内，封口，隔水慢火煮一时，取出，埋地下一二时。每日空心服一盏，如病重者，午后再服。

吞酸章

大意

诸呕吐酸，皆属于火。《内经》 酸者木之味，由火盛制金，不能平木，肝火自甚，故为酸也。《原病式》

内因

有湿热在胃上口，饮食入胃，被湿热郁遏，食不得化。戴氏 以致清气不升，浊气不降，清浊相干，气逆于内，故欲吐复入，是为吞酸。方氏

外候

素有湿热，因外感风寒，或食生冷，则内热愈郁，酸味刺心，欲吐不吐，胸中无奈。《入门》 或吐出酸水，令上下齿牙酸涩，不能相对，《发明》 是为吐酸。

吞吐各别

吐酸者，吐出酸水，平时津液上升之气，郁滞清道，湿中生热，故从火化，遂作酸味，如谷肉在器，得热则易酸也；吞酸者，郁滞日久，不能自涌而出，伏于肺胃之间，咯不得上，咽不得下。《指掌》

本热标寒

肌表遇风寒，则湿热愈郁，而酸味入心，肌肤得温暖，则腠理开发，或得香热汤丸，则津液流通，郁热得行，亦可暂解，盖标寒而本热也。河间言热者，言其本也；东垣言寒者，言其标也。《指掌》

酸分寒热

大凡积滞中焦，久郁成热，则本从火化，因而作酸者，酸之热也；若客寒犯胃，顷刻成酸，本无郁热，因寒所化者，酸之寒也。《汇补》

脉法

弦滑为痰滞于内，浮紧为寒束于外。沉迟为中气寒，洪数为火气盛。《医鉴》

治法

初因标寒，宜暂与辛温，反佐以开发之；久成

郁热，宜以寒凉清解，或分利之，结散热去，则气自通和，酸亦自已也。《入门》

气实宜疏

吞酸为中气不舒，痰涎郁滞，须先用开发疏畅之品，不宜食黏滑油腻，令气不宣畅。宜入清虚淡蔬，使气道通利也。丹溪

酸久成噎

吞酸，小疾也，然可暂不可久，久而不愈，为膈噎反胃之渐也。若脉两关俱弦者，尤宜慎防，以木来凌土故耳。《汇补》

用药

主以二陈汤，加吴萸、黄连，顺其性而抑之；佐以山栀、苍术、茯苓，以行湿热。如食不化，平胃散加香附、神曲、枳实等。如朝食甘美，至晚心腹刺酸吐出者，此血虚火盛，宜加归、芎；若劳役过度，及病后气虚，食入吞酸，稍顷乃止，此胃弱难化，宜加参、术。

附：吐清水

吐清水者，其因有五。身受寒气，口食生冷而

作者，胃寒也；食少而吐清水者，火虚也；食后而吐清水者，宿食也；胸膈间辘辘有声者，痰饮也；心腹间时时作痛者，虫也。宜辨而治之。《汇补》

吞酸选方

萸连丸 治吞酸吐水，更兼胸胁病者，每服二十丸，妙。

黄连一两　黄芩　陈皮　吴茱萸各五钱　苍术七钱

神曲糊丸，白汤服。

二陈汤方见痰证

六君子汤方见中风

平胃散方见暑证

越鞠丸方见气证

嘈杂章

大意

嘈杂者，痰因火动，乃噎膈反胃之渐也。丹溪病因恣食无节，蓄积痰饮，滞于中宫，故为嘈杂，此嘈杂之属于痰也。若夫大病后，每于夜分，心嘈如饥，殊难容忍，此阴虚血少。或阳气下陷，阴火沸腾，此嘈杂之属于气血虚而有火也。《汇补》

外候

嘈杂者，似饥非饥，似痛非痛，有若热辣不宁之状。《医鉴》 若五更嘈者，思虑伤血。丹溪

脉法

右寸关紧而滑，痰火内郁；两寸弦滑，胸有留饮；右关弦急，木乘土位，欲作反胃噎膈。若终岁嘈者，其寿必夭，以煅万物者火也。《汇补》

治法

治宜开郁行气，兼以清痰降火。《绳墨》 血分稍亏者，宜补接真阴，不可纯用辛香燥热之剂。

治各有别

有痰因火动者，脉滑而数，治痰为先，治火次之；有食郁作热者，脉数而大，治火为先，开导次之。有因湿痰者，脉沉而滑，宜豁痰；有因气郁者，脉沉而涩，宜开郁。《汇补》

用药

主以二陈汤，加黄连、山栀、苍术、枳壳。久而不愈，属血虚脾弱，用当归、山药、茯苓、陈皮、甘草、黄连、生地、贝母、桔梗，平调自愈。

附：嗳气

病因积滞蕴蓄，冲逆于上，故嗳发大声。《绳墨》食罢嗳出腐气者，实也；不因饮食而常嗳者，虚也。《入门》

嘈杂选方

二陈汤

加姜炒黄连、山栀、半夏，治痰证嘈杂。

方见痰证

三补丸

合二陈汤，加香附、抚芎。方见火证

越鞠丸

加枳壳、桔梗、黄连。方见郁证

枳术丸

加二陈汤、神曲、山楂、麦芽。方见伤食

逍遥散 治肝肾火郁嘈杂。方见火证

归脾汤 治思虑血亏嘈杂。方见中风

恶心章

大意

一见饮食，便发畏恶，谓之恶心。

内因

恶心非心经病，由胃口有虚、有热、有痰也。丹溪

外候

恶心者，无声无物，心下欲吐不吐，兀兀不宁，

如畏舟车之状。戴氏

恶心分辨

胃有寒气恶心者，呕清水，不渴，脉迟；胃有痰火恶心者，呕酸水，烦渴，脉洪。《指掌》

治法

治宜开胃理气，挟寒温散，挟热清降，挟痰开导，挟虚调补。《汇补》

用药

主以二陈汤，加黄连、山栀、竹茹、藿香等。伤食，加山楂、麦芽；挟气，加桔梗、枳壳。胃弱，主以六君子汤；胃寒，主以理中汤。

恶心选方

二陈汤方见痰证

六君子汤方见中风

温胆汤方见惊悸怔忡

归脾汤方见中风

消渴章

大意

二阳结，谓之消渴。《内经》 二阳者，手阳明大肠主津液，足阳明胃主血气，津血不足，发为消渴。《入门》

内因

水之本在肾，末在肺。《内经》 真水不竭，何渴之有？人惟酒色是耽，辛热太过，或以甘肥煿炙适其口，或以丹砂玉石济其私，于是火炎上熏，津液干枯而病生焉。

外候

上消者，心也，多饮少食，大便如常，溺多而频；中消者，脾也，善渴善饥，能食而瘦，溺赤便闭；下消者，肾也，精枯髓竭，引水自救，随即溺下，稠浊如膏。《医鉴》

三消移热

上消于心，移热于肺；中消于脾，移热于胃；

下消于肾，移热于膀胱。传染既久，肠胃合消，五脏干燥。《辨疑》 故上轻，中重，下危。《入门》

三消传变

凡消病火炎日久，气血凝滞。能食者，末传脑疽背痈；不能食者，末传噎膈鼓胀，皆不治之证也。《总录》

死证

上消心火亢极，肺金受囚，饮一溲二者，死；中消胃阳独旺，脾阴困败，下利而厥，食已善饥者，死；下消肾阴枯涸，邪火煎熬，精溺时泄，如油如脂者，死。

脉法

胃脉浮数者，消谷；肺脉滑数者，消渴。大率数大者生，细微者死；沉小者生，牢实者死。

治法

治宜补肾水，泻心火，除肠胃燥热，济身中津液，使道路散而不结，津液生而不枯，气血利而不涩，则病自已矣。《玉机》

血分气分

气分渴者，因外感传里，或过食香燥，热耗津液，喜饮冷水，当与寒凉渗利以清其热，热去则阴生，而渴自止；血分渴者，因内伤劳役，精神耗散，胃气不升，或病后亡津，或余热在肺，口干作渴，喜饮热汤，当与甘温酸剂以滋其阴，阴生则燥除而渴自止。《入门》

治宜滋补

初起宜养肺清心，久病宜滋肾养脾。盖五脏之津液，皆本乎肾，故肾暖则气上升而肺润，肾冷则气不升而肺枯，故肾气丸为消渴良方也；又五脏之精华，悉运乎脾，脾旺则心肾相交，脾健而津液自化，故参苓白术散为收功神药也。《汇补》

治无太峻

如上消、中消治之太急，久成中满之证，所谓上热未除，中寒复起也。

用药

上消初起，人参竹叶汤，久则麦冬饮子；中消初起，加减甘露饮，久则钱氏白术散；下消初起，生地饮子，久则小八味丸。若心肾不交，水下火上，无以蒸气而消者，桂附八味丸；若脾胃虚衰，不能交媾水火，变化津液而渴者，参苓白术散。夏月伏暑心胞，患消渴者，香薷散主之。其他如缫丝汤、天花粉、芦根汁、淡竹叶、麦冬、知母、牛乳，皆消渴之神药也，不可不审。

消渴选方

人参竹叶汤　治上消属实者。

人参　淡竹叶　炙甘草　麦门冬　栀子
黄连　黄芩

麦冬饮子　治上消属虚者。

人参　麦门冬　五味子　茯神　生地　干葛
炙甘草　花粉　知母各等份　竹叶十四片
水煎服。

生津甘露饮加减　治中消属实。

石膏二钱半　甘草　升麻　人参各一钱　知

母二钱　桔梗　山栀各一钱　兰叶　麦冬
当归各五分　白豆蔻　白芷　连翘各一钱　黄
连　木香　藿香各三分　柴胡三分

为末，浸饼捏作饼子，晒干。每服杵碎二
钱末，随津咽下。此方制治之缓，不惟不
成中满，亦不作痈疽、下消矣。

钱氏白术散　治中消属虚者。

人参　白术　茯苓　藿香　甘草各一两　干
葛二两　桔梗五钱　白蜜十匙

生地黄饮子　治下焦虚炎者。

人参　生地　熟地　麦冬　天冬　石斛
五味子　枇杷叶　甘草　茯苓

磁石荠苨丸　治强中消渴，不交精泄者。

荠苨　大豆　茯苓　磁石　玄参　石斛
花粉　地骨皮　鹿茸各一两　沉香　人参各五钱
熟地四两

猪肾一具，煮烂，捣和蜜丸，空心，盐汤下。

加味地黄丸

即六味丸加麦冬、五味。

一方：水梨取汁，和蜜熬成，不时调服。或藕汁亦妙。

一方：消渴能食，防其将生痈疽。用忍冬不拘根茎花叶，酒浸火煨，晒干，入甘草、花粉为末，蜜丸服。

癫狂章

大意

重阴者癫，重阳者狂。越人　多喜为癫，多怒为狂。王太仆　然喜属心，怒属肝，二经皆火有余之地，大都谋为不遂，郁抑不得志者恒多。《入门》　且癫证在腑，痰流胞络，故时发时止；狂证在脏，痰伏心络，故发而不止。《汇补》

内因

狂由痰火胶固心胸，阳邪充极，故猖狂刚暴，若有神灵所附；癫由心血不足，求望高远，抑郁不遂而成。虽有轻重之分，然皆心神耗散，不能制其痰火而然也。

外候

狂病初发，少卧而不饥，自高贤也，自辨智也，自贵倨也，好笑好歌，妄行不休，甚则弃衣而走，登高而歌，逾垣上屋，杀人，不畏水火，骂詈不避亲疏。癫病始发，意不乐，语言有头无尾，秽洁不知，如有所见，经年不逾，俗呼心风，有狂之意，不如狂之甚。《衍义》

总治

二证之因，或大怒而动肝火，或大惊而动心火，或痰为火升，升而不降，壅塞心窍，神明不得出入，主宰失其号令，心反为痰火所役。一时发越，逾垣上屋，持刀杀人，裸体骂詈，不避亲疏，飞奔疾走，涉水如陆。此肝气太旺，木来乘心，名之曰狂，又谓之大癫。法当抑肝镇心，降龙丹主之。若抚掌大笑，言出不伦，左顾右盼，如见神鬼，片时正性复明，深为赧悔，少顷态状如故者。此膈上顽痰，泛滥洋溢，塞其道路，心为之碍，痰少降则正性复明，

痰复升则又举发，名之曰癫。法当利肺安心，安神
滚痰丸主之。《指掌》

五志相胜

五志之火，郁而成痰，为癫为狂，宜以人事制
之。如喜伤心者，以怒解之，以恐胜之；忧伤肺者，
以喜胜之，以怒解之。《准绳》

醉饱致狂

有大醉过饱，膏粱厚味，填塞胸中发狂者，先
用盐汤探吐，后随证施治。节斋

刚剂发狂

有服金石丹剂发癫狂者，此药性刚烈，热气慓
悍，治宜清热解毒，如三黄石膏汤加黄连、甘草、
青黛、板蓝根，或紫金锭。《微义》

外感发狂

此阳明胃经邪热炽盛，燥火郁结于中。大便闭
者，下之。《金匮》

恚怒致狂

阳气最宜畅达，若暴怒所折，则志怫郁而不伸；
或事有难决，则气抑逆而不疏。少阳胆木挟三焦相

火而上，故令人发怒如狂，治宜夺食自已。夫食入于阴，长气于阳，夺其食者，不使助火也。更服铁落饮者，取铁性沉重，能坠热开结，平肝降火，乃金能制木也。《汇补》

痰食致狂

有忧愤沉郁，痰食交结胸中，以致狂歌痛哭，裸裎妄骂，瞪视默默，脉得沉坚而结。须涌去积痰裹血，清彻上膈始愈。汝言

癫因心火

有心经蓄热，发作不常，或时烦躁，鼻眼觉有热气，不能自由，有类心风，稍定复作，宜清心汤加菖蒲，或芩、连、花粉、茯神、麦冬、丹参、远志、牛黄之类。

血迷似癫

有妇人月水崩漏过多，血气迷心，或产后恶露上冲，而言语错乱，神志不宁者。此血虚神耗也，宜宁神定志。但不可纯服补心敛神药，宜清魂散，或举卿古拜散主之。《良方》

癫狂似祟

有视听言动俱妄，甚则能言平生未见闻事，及五色神鬼。此乃气血虚极，神光不足，或挟痰火，壅闭神明，非真有祟也。宜随证治之。《汇补》

死证

癫发如狂者不治，气下泄者不治。如狂不治者，由心之阳不胜其阴气之逆，神明散乱，阳气暴绝，故发如狂，犹灯将绝而复明也。下泄不治者，癫本邪入于阴，阴气填塞于上，则气亦逆奔而上，今气下泄，将见肾气虚脱故也。又神脱目瞪如愚者，不治。《汇补》

脉法

脉大坚实者，癫狂；脉大滑实者，自已；沉小急疾者，死。又癫狂脉虚者可治，实则死。

用药

狂，主二陈汤加黄连、枳实、瓜蒌、胆星、黄芩等。如便实火盛，加大黄下之；痰迷心窍，控涎丹吐之。癫，亦主二陈汤加当归、生地、茯神、远志、枣仁、黄连、胆星、天麻等。风痰，加全蝎、白附子；心经蓄热，用牛黄清心丸。因惊而得者，抱胆丸；思虑伤心者，归脾汤，兼用酒服天地膏。因七情郁痰为热者，用郁金七两、明矾三两为末，薄荷汤泛丸，每服二钱，菖蒲姜汤下。

附：中邪

血气者，心之神也。神既衰乏，邪因而袭，理或有之。若悲哭呻吟，为邪所凭者，主以定志丸，或烧蚕蜕故纸，酒调下，或用秦承祖灸鬼法。丹溪

附：心风

心风一证，精神恍惚，喜怒不常，言语或时错乱，有癫之意，不如癫之甚，亦痰气所谓也。宜星香散，加菖蒲、人参、竹沥、姜汁。《微论》

癫狂选方

牛黄泻心汤 治心经邪实，狂言妄语，心神不安。

片脑另研　牛黄另研　朱砂另研，各一钱半　生大黄一两

末之，每服三钱，生姜、蜜水调服。

灵苑方 治癫狂失神，宜助心气。

朱砂一两　枣仁六钱，炒，研　滴乳香六钱，另研

上作一服，温酒下，以醉为度，勿令吐。
服后便令熟睡，待其自醒，则神魂安矣。
万一惊触，不可复治。

神应丹

朱砂不拘多少，研细末飞过，猪心血和得
所，蒸饼，裹蒸熟，取出，丸如桐子大。
每服一丸，食后临卧，人参汤下。

苦参丸 治狂邪大叫。

苦参不拘多少，为末，蜜丸桐子大，薄荷
汤下，每服五十丸。

大黄一物汤

大黄四两，酒浸一宿，煎分三服，必数日
后方可与食。但得宁静，方为吉兆。不可
见其瘦弱减食，便以饮食温药补之，犯必
再发。

降龙丹　抑肝镇心。

黑铅一两，熔开，投水银一两，不住手炒至成粉为度，名曰银粉　朱砂五钱　蛇含石五钱，火煅　金箔银箔各五十片

研细，丸如芡实大。每服三丸，茯神汤磨化下。

安神滚痰丸

礞石一两　风化硝一两　朱砂一两　沉香五钱　珍珠五钱

末之，煎天麻膏为丸，如芡实大。每服三丸，姜汁、竹沥下。

抱胆丸

水银二两　朱砂一两　乳香一两　黑铅一两半

将铅入铫内，下水银结成砂子，次下乳香、朱砂，乘热研匀，丸如芡实大。每服一丸，空心，井花水下。

清魂散

泽兰叶　人参各二钱半　川芎五钱　荆芥穗一两
甘草二钱

上为细末，每服二钱，用温酒热汤各半盏，
或入童便调，急灌之，下咽眼即开，气定
即醒。

举卿古拜散　治妇人胎前产后中风。

荆芥穗，焙燥为末，每服一钱，豆淋汤
调服。

痫病章

大意

痫病有阴有阳，大率属痰与热、惊三者而已，
不必分五等。《汇补》

内因

或因母腹受惊，或因卒然闻惊而得，惊则神出
舍空，痰涎乘间而归之。或因饮食失节，脾胃亏损，

积为痰饮，以致涎潮上涌，均能发痫。大抵肥人多痰，瘦人多火，总不外因惊而得。《汇补》

外候

发则昏不知人，眩仆倒地，甚而瘛疭抽掣，手足搐搦，口眼相引，目睛上视，胸背强直，叫吼吐沫，食顷乃醒。《三因》

五痫病状

五痫者，牛、羊、犬、马、猪也。大率类猪、羊者多，似马、犬、牛者少，以其属心、脾、肺痰热之故也。

病久必归五脏。肺痫，反折上窜，有类羊叫；心痫，目瞪吐舌，仿佛马鸣；脾痫，直视腹满，声如牛吼；肝痫，惊跳反折，瘛疭，宛如鸡鸣；肾痫，直视如尸，吐沫，绝类猪叫、犬吠。此五痫病状，偶类之耳。其实痰、火、惊三者，闭其孔窍，鼓动涎潮，乱其主宰故也。《汇补》

痫分阴阳

先身热，瘛疭，惊啼叫喊而后发，脉浮洪者，为阳痫，病属六腑，易治；先身冷，无惊瘛啼叫而病发，脉沉者，为阴痫，病在五脏，难治。阳痫痰热客于心胃，闻惊而作，若痰热甚者，虽不闻惊，亦作也，宜用寒凉；阴痫亦本于痰热，因用寒凉太过，损伤脾胃，变而成阴，法当燥湿温补祛痰。《汇补》

痫与卒中痉病辨

三证相因，但痫病仆时，口作六畜声，将醒时吐涎沫，醒后复发，有连日发者，有一日三五发者。若中风、中寒、中暑之类，则仆地无声，醒时无涎沫，亦不复发。惟痉病，虽时发时止，然身体强直，反张如弓，不似痫病身软作声也。《汇补》

死候

病后发痫者，不治；神脱目瞪如愚者，亦不治；发时遗尿者，死。

脉法

脉虚弦为惊，又为风痫。

治法用药

大率行痰而兼清心降火，寻痰寻火，分多少治之。先以二陈加瓜蒌、南星、黄连探吐，吐后服朱砂安神丸，以降南方之火，当归龙荟丸以平东方之木。但化痰必先顺气，顺气必先调中。顽痰胶固，非辛温何以佐其开导之功，故用之。《入门》

痫病选方

朱砂安神丸方见惊悸

泻青丸方见火证

加减通圣散方见似中风

葶苈苦酒汤 治痫病发时项强直视，不省人事，肝经热盛，或有咬牙者。

苦酒半斤　葶苈一合　生艾汁半斤

煎作三服，吐后，泻青丸下之。

导赤散 治痫证咬牙者。方见火证

粉黛汤

轻粉　代赭石　白矾各等份

发过，米饮调下。

杨氏五痫丸　治颠痫潮发，不论新久。

白附子炮，五钱　半夏　皂角各二两　白矾生用

乌蛇酒浸，各一两　白僵蚕一两半　全蝎二钱

朱砂二钱半　蜈蚣条半　麝香三字　雄黄一钱半

为末，姜汁煮面糊丸。每服三十丸，食后

姜汤下。

三痫丸　治一切惊痫。

荆芥穗二两　白矾二两半，半生半熟

朱砂为衣。

当归龙荟丸钱氏

当归　龙胆草　栀子仁　黄连　黄柏　黄

芩　芦荟　青黛　木香　麝香

共研细末，炼蜜为丸，如小豆大。每服

二三十丸，生姜汤下。

惊悸怔忡章

大意

大率惊悸属痰与火，怔忡属血虚有火。丹溪

内因

人之所主者，心；心之所养者，血。心血一虚，神气失守，神去则舍空，舍空则郁而停痰，痰居心位，此惊悸之所以肇端也。《汇补》

外候

惊悸者，忽然若有惊，惕惕然心中不宁，其动也有时；怔忡者，心中惕惕然，动摇不静，其作也无时。《正传》

肝胆心虚

或因怒伤肝，或因惊入胆，母令子虚，而心血为之不足；或富贵汲汲，贫贱戚戚，忧思过度；或遇事烦冗，则心君亦为之不宁。皆致惊悸怔忡之症，其脉弦者是也。《汇补》

郁痰

或耳闻大声，目见异物，遇险临危，触事丧志，大惊大恐，心为之忤，以致心虚停痰，使人有惕惕之状，甚则心跳欲厥，其脉滑者是也。《汇补》

停饮

有停饮水气乘心者，则胸中辘辘有声，虚气流动，水既上乘，心火恶之，故筑筑跳动，使人有快快之状，其脉偏弦。《汇补》

气虚

有阳气内虚，心下空豁，状若惊悸，右脉大而无力者是也。《汇补》

血虚

有阴气内虚，虚火妄动，心悸体瘦，五心烦热，面赤唇燥，左脉微弱，或虚大无力者是也。《汇补》

痰结

有膏粱厚味，积成痰饮，口不作干，肌肤润泽如故，忽然惊惕而作悸，其脉弦滑有力者是也。《汇补》

气郁

有郁悒之人，气郁生涎，涎与气搏，心神不宁，

脉必沉结或弦者是也。《汇补》

阴火

有阴火上冲，头晕眼花，耳鸣齿落，或腹中作声，怔忡不已者，宜滋阴抑火，加养心之剂。久服不愈，为无根失守之火，脉必空豁，宜温补方愈。《汇补》

脉法

寸口脉动而弱，动为惊，弱为悸。惊者，其脉止而复来，其人目睛不转，不能呼气。《必读》

治法

痰则豁痰定惊，饮则逐水蠲饮。血虚者，调养心血；气虚者，和平心气。痰结者，降下之；气郁者，舒畅之。阴火上炎者，治其肾而心悸自已。若外物卒惊，宜行镇重。又惊者平之，所谓平者，平昔所见所闻，使之习熟，自然不惊也。《汇补》

用药

主以安神丸。心虚甚者，加茯神、人参；神不宁者，加柏子、枣仁、远志；痰，加贝母、南星、半夏、石菖蒲，或用吐法。水饮，宜用小半夏茯苓汤；气虚，用参、芪。血虚，用四物；肾虚，用地黄汤；阳虚，用八味丸；痰结，用温胆汤，或滚痰丸；气郁，用四七汤。

附：卑慄

有胸中痞塞，不欲饮食，心中常有所歉，爱居暗室，或倚门见人，即惊避无地，似失志状，此为卑慄之病。由心血不足者，人参养荣汤；脾胃不和者，六君子汤，加益智、远志治之。

附：失志

有所求不遂，或过纵自悔，嘘嗟夜语，若有所失。宜温胆汤，加人参、柏子仁为丸，辰砂为衣，日进三次。

惊悸怔忡选方

朱砂安神丸 治心乱烦热，胸中气乱，兀兀欲吐，膈上伏热。

黄连一两半　朱砂一两　生地　归身各一两
炙甘草五钱

末之，汤浸蒸饼丸，如黍米大。每服十五丸，津咽下。

镇心丸

治心血不足，怔忡多梦，如堕崖谷。

枣仁二钱半　车前子　白茯苓　麦冬　五味　茯神　肉桂各一两五钱　熟地　龙齿　天冬　远志　山药各一两五钱　人参　朱砂为衣，各一两半

蜜丸梧子大，每服三钱，空心，米汤下。

定志丸

远志一两　菖蒲二两　茯神　茯苓各三两　人参一两　龙齿一两

蜜丸，辰砂为衣，米汤下三钱。

琥珀养心丹

治心跳善惊。

琥珀二钱半　龙齿煅，另研，一两　远志　石菖蒲　茯神　人参　枣仁各五钱　生地　归身各七钱　黄连三钱　柏子仁五钱　朱砂三钱，另研　牛黄一钱，另研

末之，猪心血为丸，如黍米大，金箔为衣，
灯心汤下五钱。

归脾汤 方见中风

四七汤 方见气证

天王补心丹 方见中风

温胆汤 《千金》

半夏　枳实　竹茹　橘皮　甘草　白茯苓
每服一钱至四钱，加姜、枣煎服。心虚，
加人参、酸枣仁；心内烦热，加黄连、麦
门冬；口燥舌干，去半夏，加麦门冬、五
味子、天花粉；表热未消，加柴胡；内虚，
大便自利，去枳实，加白术；内热心烦，
加栀子。

健忘章

大意

健忘由精神短少，神志不交，亦有天禀不足者，亦有属痰者。《汇补》

内因

忧思过度，损伤心胞，以致神舍不宁，遇事多忘。又思伤脾，神不归脾，亦令转盼遗忘。若求望高远，所愿不遂，悉属心神耗散。

外候

健忘者，陡然而忘其事也，为事有始无终，言谈不知首尾。

健忘因心肾不交

心不下交于肾，浊火乱其神明；肾不上交于心，精气伏而不用。火居上则搏而为痰，水居下则因而生躁。故补肾而使之时上，养心而使之时下，则神气清明，志意合治矣。《必读》

治法

当养心血，调脾土，佐以宁神定志之品。

用药

大抵思虑过度，病在心脾者，归脾汤，挟痰加竹沥、姜汁。精神短少者，人参养荣汤；痰迷心窍者，导痰汤送寿星丸。心肾不交，神志不宁者，朱雀丸；禀赋不足，神志虚扰者，大圣枕中方。

附：惊恐

惊因触于外事，内动其心，心动则神摇；恐因内歉其志，志歉则精却。故《经》云：惊则心无所依，神无所归，虑无所定，故气乱矣。恐则精却，却则上焦闭，闭则气不还，气不还则下焦胀，故气不行矣。治之之法，惊则安其神，恐则定其志。心以神为主，阳为用；肾以志为主，阴为用。阳则气也，火也；阴则精也，水也。及乎水火既济，全在阴精上奉以安其神，阳气下藏以定其志。《汇补》

健忘选方

归脾汤 治思虑过度，劳伤心脾，健忘怔忡。

人参　茯苓　黄芪　枣仁　白术　当归

远志　木香　炙甘草　龙眼肉

宁志膏

人参　枣仁各一两　辰砂五钱　乳香二钱半

蜜丸，弹子大，薄荷汤下一丸。

人参养荣汤 治精神衰倦短少。方见中风

导痰汤 方见似中风

寿星丸 治痰迷心窍健忘。

南星一斤，掘坑深二尺，炭五斤，坑内烧红扫净，酒浇，南星下坑，急盖密一宿，焙　琥珀四两，另研　朱砂一两，水飞，一半为衣

猪心血三个，姜汁打糊为丸，每服三钱，人参汤下。

朱雀丸　　治心肾不交。

沉香一两　茯苓四两

蜜丸，豆大，每服三十丸，参汤下。

柏子养心丹

柏子仁去壳，炒，二两　枸杞三两　麦冬　茯

神各一两　熟地　甘草五钱　玄参二两　当

归五钱　石菖蒲五钱

蜜丸，临卧服。

大圣枕中方

龟甲　龙骨　远志　菖蒲各等份

为末，酒服方寸匕，日三服。令人大聪

大明。

定志丸　　治恍惚多忘。

远志　人参各一两　菖蒲二两　茯神三两

蜜丸，辰砂为衣，如梧子大。每服三十丸，

米汤下。

天王补心丹方见中风

二丹丸 治健忘，开心志。

丹参　天冬　熟地各半两　茯神　甘草　麦冬各一两　远志　菖蒲　朱砂为衣，各五钱

蜜丸。

卷之六

腹胁门

心痛章

大意

心为君主，义不受邪。其厥心痛者，因内外犯心之胞络，或他脏邪犯心之支脉，非真心痛也。谓之厥者，诸痛皆气逆上冲。又痛极则发厥，然厥痛亦甚少，今人所患，大半是胃脘作痛耳。《汇补》

内因

其络与腑之受邪，皆因忧惕思虑，伤神耗血，是以受如持虚，而方论复分曰痰、曰食、曰热、曰气、曰血、曰悸、曰虫、曰疰、曰饮者，亦常见之候，均宜力辨。《汇补》

痰痛

肺郁痰火，忧恚则发。《入门》 心膈大痛，攻走胸背，发厥呕吐。丹溪 嘈杂不宁，如饥如饱，怏怏欲吐，吐则稍宽，此皆痰火为患也。《指掌》

食痛

因气而食，卒然发痛，心胸高起，按之愈痛，腹胀嗳气，不能饮食。《机要》 痛时如有物阻碍，累累不得下。《指掌》 大便或闭，久而注闷。《机要》

热痛

纵酒嗜辛，蓄热在胃，偶遇寒气，热郁而发。大便不通，面带阳色，痛必作止不常，甚则躁渴吐酸，额上有汗。《指掌》 手足温暖，或身虽热而手足寒，谓之热厥。《汇补》

寒痛

如身受寒气，口伤冷物，因而心痛。面冷唇白，口吐清水，手足厥逆，遍身冷汗，便溺清利，口和不渴，气微力弱，痛必绵绵不已。《机要》 欲近暖处，得热则缓，此因寒作痛也。《指掌》

气痛

因恼怒而发，痛时隐隐闷结，胸臆相引，得嗳觉宽，为忧郁所致。《指掌》 甚则痛连胁肋，呕逆恶心，吐不得出，坐卧不安，奔走狂叫，均宜枳壳、木香以开其气。《汇补》

血痛

若跌仆损伤，或平日喜食热物，以致死血留于胃口，时痛时止，或饮汤水，下咽即呃。《心法》 痛时从上而下，自闻唧唧有声，搔抓无措，眠卧不稳，心下如刮，上连胸臆。乃积血不消，为火所载，非虫证也。《指掌》 又有妇人经行未尽，偶触恚怒，气郁不行，血亦留积，上攻心痛而成薄厥者。轻则开导，重则攻下。《汇补》

悸痛

内因七情，心气耗散，心血不荣，轻则怔忡惊悸，似痛非痛。《入门》 肢体懒怠，或欲揉按。《指掌》重则两目赤黄，手足青冷，亦真心痛之亚欤。《入门》

虫痛

湿热生虫，上攻于心，痛发难当，痛定能食，饥则呕沫。《入门》 痛极如咬，时吐清水，或青黄绿水涎沫，面清白而少光彩，《指掌》 或乍青乍赤，《脉经》 或兼见白斑。又有蛔虫作痛，因胃气虚寒，入膈攻心而吐蛔者，宜安蛔为主。用香油、葱汁呷之，或花椒、乌梅入药同煎。

疰痛

卒感恶忤尸疰，素虚之人，挟肾经阴气上攻，神昏卒倒，痛则引背，伛偻；素实之人，挟肾经阴火上冲，心痛彻背，《入门》 昏愦妄言。《汇补》

饮痛

水停心下，心火畏水，不能自安，惕惕然引痛，或如针刺，恶心烦闷，时吐黄水，按之有声。《汇补》

死证

有心痛者，卒然大痛，如有刀割，汗出不休，舌强难言，手足青至节，旦发夕死，夕发旦死。《医统》

心痛分辨

心痛在歧骨陷处，胸痛则横满胸间，胃脘痛在心之下。《准绳》

脉法

心痛者，脉必急；痛甚者，脉必伏。又热则数，痰则滑，瘀则涩，虚则濡。外寒则紧，内寒则迟。沉细者生，弦长者死。

大凡痛甚者，脉必伏。且有厥冷、昏闷、自汗、寒热之证，切不可疑为虚寒，即投温补。宜究病因而施治，方为无失。

治法

久病无寒，新病无热。初病宜温宜散，久痛宜补宜和。《机要》

治分寒热

外因寒气郁遏元阳，初宜温散，久则寒郁成热，治宜清解；内因郁气者，始终是热，只宜苦寒泻火，辛热行气为向导也。《入门》

治分虚实

心痛满闷拒按便闭者，宜利，痛随利减，所谓通则不痛也。如病后羸弱，食少体虚，因劳忍饥而发，手按痛缓者，治宜温补。然喜按属虚，拒按属实，乃论其常耳。往往有阴寒凝结，亦令胀闷难按，

必当温散，无任寒凉。《汇补》

急救法

凡心腹痛，仓卒无药，急以盐置刀头，烧红，淬入水中，温和饮之，探吐。若痛攻走腰背，欲呕，诸药不效者，二陈加苍术、川芎、山栀，探吐之。或用明矾三钱为末，以生熟水调服，探吐痰涎，亦愈。《汇补》

用药

主以二陈汤。痰，加枳实、南星；食，加山楂、麦芽；热，加黄连、山栀；寒，加干姜、厚朴；气，加乌药、木香、香附；瘀，加韭汁、桃仁、延胡索；虫，加槟榔、楝根；痒，加沉香、木香；虚，加干姜、炒盐；饮，加猪苓、灯心；便闭久结，加玄明粉。

古方治九种心痛，痰用导痰汤，食用保和丸，热用清中汤，寒用温胃汤，气用调气汤，血用手拈散，悸用妙香散，虫用万应丸，痒用苏合香丸，属虚者加味归脾汤，认证投之，无不捷效。

附：胃脘痛

内因：胃之上口曰贲门，与心相连，故胃脘当心而痛。亦由清痰食积郁于中，七情九气触于内，是以清阳不升，浊阴不降，妨碍道路而为痛耳。《正传》

外候：或满或胀，或呕或吐，或噫气，或吞酸，或不能食，或大便难，或泻痢不止，或面浮面黄。本病与客邪必参杂而见也。《必读》

治法：大率气食居多，不可骤用补剂。盖补之则气不通而痛愈甚。《医鉴》 若曾服攻击之品，愈后复发，屡发屡攻，渐至脉来浮大空虚者，又当培补。盖脾得补而气自运，痛自缓，此虚实之分也。《汇补》

用药：用药与心痛相仿，但有食积满痛者，用大柴胡汤攻下之，余参心痛用药。如克伐过多而痛者，宜六君子汤加木香。《汇补》

附：胸痛

胸中引胁下空痛者，肝虚也；引小腹病痛者，肾虚也；引背膊臂廉皆痛者，心火盛也；引胁肋髀外皆痛者，胆木实也。有痰结者，有停饮者，有血瘀者，有气滞者，此皆实证也。惟作劳之人，胸痛引背，食少倦怠，遇劳频发，此为脾肺俱虚，宜培补元气。若夫怯弱咳嗽，引痛胸中云门、中府者，须防肺痈之患。《汇补》

心痛选方

二陈汤 统治心痛诸证。方见痰证

导痰汤 治痰痛心痛。
即二陈汤加枳实、胆星。

海蛤丸丹溪 治痰饮心痛。
海蛤烧为末，研极细，过数日，火毒散，用之。瓜蒌仁带瓤同研，以蛤粉入瓜蒌内，干湿得所为丸。每服五十丸。

保和丸 治食积心痛。方见伤食

清中汤《统旨》 治火证心痛。
黄连　山栀各一钱　陈皮　茯苓各一钱半　半

夏一钱　甘草七分　草豆蔻五分　生姜一片
水煎。

术桂汤东垣　治寒湿所客，身体沉重，胃脘心痛，
面痿黄。

桂枝　草豆蔻　半夏　炒曲各五分　白术八分
陈皮一钱　炙甘草二分
水煎服。

温胃汤东垣　治服寒药过多，致脾胃虚弱，胃脘
作痛。

白蔻仁三分　益智仁　砂仁　厚朴　甘草
干姜　姜黄各二分　人参三分　陈皮七分
水煎服。

调气汤　治气逆心痛。

香附上　乌药中　陈皮中　青皮下　砂仁下
甘草下　木香下　藿香中
水煎服。

手拈散《奇效》　治血瘀心痛。

延胡索　五灵脂　没药　草果等份

为末，每服三钱，热酒调下。

失笑散　治妇人心痛气刺不可忍。

五灵脂净好者　蒲黄等份

为末，每服二钱。用醋一勺熬成膏，再入
水一盏，煎七分服。

妙香散《良方》　治心虚悸痛，精神恍惚。

人参　茯苓　茯神　山药　远志　黄芪各一钱

桔梗　甘草各五分　木香二分　辰砂三分　麝
香一分

为末，每服，温酒调下。

万应丸　治虫积心痛。

黑牵牛　大黄　槟榔各八两　雷丸　木香各
一两　沉香五钱

糊丸。

苏合香丸　治痊心痛。方见似中风

归脾汤　治虚心痛。方见中风

大柴胡汤　治心脾胃脘积热，壅滞作痛而便闭者。

连理汤

即理中汤加黄连。

一法：用香附醋炒为末，高良姜略炒为末，俱各收贮。因寒作痛者，用良姜二钱、香附一钱；因气心痛者，香附二钱、良姜一钱。和匀，以热米饮，和姜汁一匙，盐一捻，调服即止。

治九种心疼方《家秘》

木香　生矾　胡椒各一两

共为末，捣黑枣肉为丸，每服一钱，姜汤下，地腊日合。

又方：玄胡索　荔枝核等份

焙燥为末，每样一钱二分，砂糖汤下。

腹痛章

大意

腹痛有三部：大腹痛者，属太阴脾；当脐痛者，属少阴肾；小腹痛者，属厥阴肝及冲、任、大小肠。各有五贼之变，七情之发，六气之害，五运之邪。《必读》

内因

大腹痛，多食积寒邪；脐腹痛，多积热痰火；小腹痛，多瘀血及溺涩。《入门》

外候

腹痛乃脾家受病，或受有形而痛，或受无形而痛。盖暴伤饮食，则胃脘先痛而后入腹；暴触怒气，则两胁先痛而后入腹。血积上焦，脾火熏蒸，则痛从腹而攻上；血积下部，胃气下陷，则痛从腹而下坠。伤于寒者，痛无间断，得热则缓；伤于热者，痛作有时，得寒则减。因饥而痛者，过饥即痛，得食则止；因食而痛者，多食则痛，得便乃安。吞酸腹痛，为痰郁中焦；痞闷腹痛，为气搏中州。火痛，肠内雷鸣，冲斥无定，痛处觉热，心烦口渴；虫痛，肚大青筋，饥即咬啮，痛必吐水，痛定能食。气虚痛者，痛必喜按，呼吸短浅；血虚痛者，痛如芒刺，牵引不宁。《汇补》

腹痛分辨

痛而胀闷者，多实；痛不胀闷者，多虚。拒按者为实，可按者为虚。喜寒者，多实；爱热者，多虚。饱则甚者，多实；饥即闷者，多虚。脉强气粗者，多实；脉虚气少者，多虚。新病年壮者，多实；久病年高者，多虚。补而不效者，多实；攻而愈剧者，多虚。病在经者，脉多弦；大病在脏者，脉多沉微。《必读》

死候

脐下忽大痛，人中黑色者，死。丹溪　此中恶客忤也。《入门》

腹痛别证

肠痈痛者，腹重而痛，身皮甲错，绕脐生疮，小便如淋；疝气痛者，大腹胀，小腹急，下引睾丸，上冲而痛；痧证痛者，或大吐，或大泻，上下绞痛，厥冷转筋；阴毒痛者，爪甲青，面唇黑，厥逆呕吐，身冷欲绝。积聚痛者，有形可按；痢疾痛者，后重逼迫。至于妇人腹痛，多有关于经水胎孕者，宜先审之。《汇补》

治法

凡痛多属血涩气滞，宜甘以缓之。寒宜辛温消散，热宜苦寒清解，虚宜甘温调理，实宜辛寒推荡。在上者吐之，在下者利之。随其乘侮胜复，俱以开胃调脾为主。《汇补》

补法宜审

表虚痛者，阳不足也，非温经不可；里虚痛者，阴不足也，非养荣不可。上虚痛者，脾胃伤也，非调补中州不可；下虚痛者，肝肾败也，非温补命门不可。临证之顷，最宜审谛。《汇补》

急救法

或用炒盐，或姜渣，或麸皮炒热，绢包熨痛处，冷则再炒再熨，以愈为度。或用吐法亦可。

用药

主以二陈汤加香附、苏梗等。寒，加肉桂、木香；热，加黄连、芍药；痰，加枳实、苍术；食，加山楂、麦芽；血瘀，加归尾、玄胡索、桃仁、红花；气滞，加厚朴、枳壳；虫，加槟榔、使君子；气虚，加人参、白术。大实大满者，以大黄、槟榔下之；大寒大虚者，以理中、建中温之；血虚痛者，炮姜、芍药和之。

附：腹中窄狭

腹属坤土，位居中央，升心肺之阳，降肾肝之阴。情志不乐，湿热交旺，腹中自觉窄狭，神昏性躁，饮食减少，乃湿热痰火横格中州，以致升降失常者，比比然也。《汇补》

肥人多湿痰，宜二陈汤加苍术、香附；瘦人多湿火，宜二陈汤加黄连、苍术；虚人气血虚弱，宜六君子汤加芎、归。

附：小腹痛

小腹为至阴之位，厥阴所属。有沉寒下虚，有积热内郁，或忿怒所至，或房劳损伤。俾中上二焦清纯之气，下陷于至极之地，郁久不舒，痛连阴器。久则元气愈虚，不能归复本位，所以痛无止耳。然肝主疏泄，不利峻补，总宜调和血气为主。《汇补》

气滞用四磨汤，血瘀用手拈散。寒郁以二陈汤，加干姜、吴萸、苍术、厚朴；热郁以四逆散，加黄连、山栀、香附、黄芩；沉寒以理中汤，加附子、肉桂、吴茱、茴香；气陷以二陈汤，加升麻、柴胡、干姜、当归。若醉饱行房，小腹胀痛，用当归、芍药、川芎、柴胡、青皮、吴萸、甘草之类。

腹痛选方

二陈汤　统治腹痛诸证。方见痰证

大承气汤　治实满腹痛。方见发热

理中汤　治虚寒腹痛。方见中寒

建中汤　治腹痛喜按。方见血证

六君子汤　治腹痛泄利。方见中风

四逆散 治热郁腹痛。

柴胡 枳壳 芍药^{等份} 甘草^{减半}

水煎服。

顺气散 治气郁腹痛。

香附^上 木香^下 槟榔^下 青皮^中 陈皮^中

厚朴^中 苍术^上 枳壳^中 砂仁^上 甘草^下

生姜水煎服。

加味平胃散 治酒积腹痛，以宽气为主。

即平胃散加干葛、香附、木香、槟榔。

加味枳术丸 《正传》 治清痰、食积、酒积、茶积、

肉积在胃脘，当心作痛，及痞满恶心，嘈

杂嗳气，吞酸呕吐，脾疼等证。

白术^{三两，土炒} 枳实^{麸炒} 苍术^{米汁浸三宿，炒}

猪苓^{去黑皮} 麦芽曲^{炒黄} 神曲^{炒黄} 半

夏^{各一两} 泽泻^{去毛} 赤茯苓 川芎 黄连^{土炒}

白螺壳^{煅，七钱} 砂仁 炒豆蔻 黄芩^{土炒}

青皮 莱菔子 干生姜^{各五钱} 陈皮 香附

瓜蒌仁　厚朴姜炒　槟榔各二钱　木香　甘草各二钱

吞酸，加吴萸汤泡，寒月五钱，热月二钱半；久病虚者，加人参、扁豆、石莲肉各五钱；时常口吐清水，加滑石一两，牡蛎五钱。

上为末，青荷叶泡汤，浸晚粳米，研粉作糊丸，桐子大。每服五十丸，米清饮下。

霍乱章

大意

霍乱者，腹中卒痛，上下奔迫。《三因》手足抽掣而挥霍，眼目旋转而撩乱也。《参黄》

内因

盖因饮食不节，寒温不调，伤于中脏，停积胃脘，外为风寒暑湿相干，以致浊邪壅滞，脾土不运，阴阳反戾，升降失宜而成此证。《大全》

外候

心腹卒痛，呕吐下利，憎寒壮热，头痛眩晕，

先心痛则先吐，先腹痛则先泻，心腹俱痛，吐泻俱作，甚则转筋，入腹则毙。《三因》

寒证

因寒腹痛者，腹痛吐泻，口和不渴，四肢清凉。此证发于秋后者较多，然当三伏时，亦有挟寒而病者，乃因暑求凉，过吞生冷，填塞至阴，抑遏肝气故也。宜用辛温芳香之品。《汇补》

暑证

因暑霍乱者，口渴心烦，吐泻清水，自汗面白，出言懒怯。此证发于暑月者恒多，然在秋冬亦有之，因冒伏藏之暑而患者，宜甘寒清胃治之。《汇补》

吐泻分别

邪在胃腑则吐，邪在脾脏则泻，脾胃两伤，吐泻兼作。巢氏

转筋

暴吐暴泻，津液顿亡，宗筋失养，致令挛缩。轻者仅在手足，重者必及遍体。《三因》

寒热分辨

因寒者，不烦少渴，或吐利后，乃见烦渴，以

津液外亡也；因暑者，大烦大渴，吐利清水，未吐利前，预见烦渴，以暑邪内扰故也。《汇补》

禁与谷食

凡霍乱后，切不可即与谷食，恐中气未清，反助邪气。必待吐泻过一二时，饥甚，方可渐与米饮。若遽进饮食，下咽立毙矣，慎之。《汇补》

脉法

脉微而涩，或代而散，或隐而伏，或大而虚，或结促代，皆不可断为必死。大率脉来洪滑者，生；微涩渐迟者，死。《汇补》

治法

霍乱乃湿土兼风木为害，治宜疏风散寒，利湿降火。《入门》 如邪气实在上者，宜吐；已经吐利而未透者，仍宜再吐以提其气。惟吐利不止，元气耗散，病势危笃，或大渴喜冷而不能咽，或恶寒逆冷，或发热烦躁欲去衣被，此阴盛格阳，不可误认热证，妄投凉药，宜四逆理中汤冷服。《汇补》

干霍乱证

干霍乱者，忽然心腹胀满，绞刺疼痛，欲吐

不吐，欲利不利，状若神依，顷刻之间，忽然闷绝。《三因》 此由脾土郁极，不得发越，以致火热内扰，不可过攻以伤脾，过热以助火，过寒以拒格。惟用反佐之法，然后郁可开，火可散。古方用炒盐调童便服之探吐，此降火行血，开郁疏利，均得之矣。《必读》

此证俗云痧痛，用开口花椒七粒，或绿豆，阴阳水一盏吞服；或生矾三钱研末，阴阳水调服碗许；或麻皮蘸油，刮臂膊上；或视膝腕内有红筋，刺出紫血；或刺十指头出血，立愈。若转筋不止，用木瓜盐汤顿煎饮之，外仍用热汤浸足。《汇补》

死证

湿霍乱病，大喘、大渴、大躁、大汗，遗尿者，死；舌卷囊缩，转筋入腹者，死。干霍乱病，上不得吐，下不得泻，所伤之物不得出，壅闭正气，关格阴阳者，死。《汇补》

急救法

转筋者，男子以手挽其阴，女子以手牵乳近两旁，后以盐填脐中，灸艾不计壮数，虽已死而胸中有热气者，立苏。研生蒜涂脚掌心，虽昏危入腹者，亦效。再以大蓼一握，煎汤洗之。心腹卒痛，以盐斤许炒热，纸包纱护，顿其胸腹，频以火熨，觉热气透入即苏。《汇补》

用药

主以藿香正气散。挟暑，加香薷、扁豆；挟寒，加厚朴、官桂；挟食，加山楂、麦芽；挟气，加苏梗、枳壳。胸满，加枳实；转筋，加木瓜；小便不利，合五苓散；烦渴不宁，调益元散加姜汁。此皆分利之法也，又当引清气上升，浊气下降。吐泻未彻者，二陈汤加苍术、防风探吐，以提其气；如吐涌不止，二陈汤加木瓜、槟榔，以降其气。不可纯用凉药，恐伤中气；不可遽用补药，闭塞邪气。惟吐泻既久，汗出，肢冷，脉脱者，用理中、四逆等汤，冷香饮子之类，煎好冷服。

霍乱选方

藿香正气散 能分理中焦，治不服水土，吐泻腹痛，恶心胸满。

大腹皮　白芷　茯苓　苏梗　藿香各一钱
厚朴　白术　陈皮　桔梗　半夏各五分　甘草三分

水煎，加姜、枣服。

六和汤

益元散二方见暑证

理中汤方见中寒

人参汤 治寒湿霍乱，吐泻久而脉虚者。

人参　厚朴　广皮各一钱　木香　干姜各五分
加桂心、半夏。

加味建中汤 治寒湿霍乱转筋之证。

桂枝　白芍　甘草　柴胡　木瓜　饴糖
生姜　大枣

水煎去渣，入饴二匙服。

吴茱萸汤　治转筋入腹，腹痛欲死。

吴茱萸　木瓜　食盐各一钱

先炒令极焦，水煎温服。

冷香饮子　治寒湿霍乱，因伤肉、面、瓜果停物而致者。

草果仁三钱　附子　橘红各一钱　甘草　生姜

水煎，冷服。

人参白术散　治霍乱后饮食不入。

人参七分　白术一钱　茯苓一钱　甘草　木香各四分　藿香八分　干葛五分

加姜汁，水煎。

暑霍乱证，用丝瓜叶二片、霜梅一个，捣烂，和冷水服，仍以新汲水浸足。

积聚章

大意

积聚癥瘕，皆太阴湿土之气，名虽不同，大要不出痰与食积、死血而已，气则不能成形也。《玉册》

内因

积之始生，因起居不时，忧患过度，饮食失节，脾胃亏损，邪正相搏，结于腹中，或因内伤、外感、气郁误补而致。《汇补》

外候

或恶寒潮热，或痞满呕吐，或走注疼痛，或腹满泄泻，或眩晕嘈杂，胁肋攻冲。吴球

左右有别

旧说以积块在中为痰饮，在右为食积，在左为死血。此大概之论，不可拘执也。常有胃家食积而病发于中者，亦有气与食积相假而积留于左者。《汇补》

积聚不同

积属阴，五脏所主，发有常处，痛不离部；聚

属阳，六腑所成，发无定所，痛无常处。《难经》

癥瘕各别

癥者，征也，以其有所征验也，腹中坚硬，按之应手，不能移动；瘕者，假也，假物而成蠹动之形，如血鳖之类，中虽硬而聚散无常，且有活性，故或上或下，或左或右。癥因伤食，瘕是血生，二证多见于脐下。《汇补》

疝癖痞异

疝在腹内，贴近脐旁，左右一条，筋脉急痛，有时而见；癖居两肋，有时而痛，外不可见；痞居心下，满闷壅塞，按之不痛，而无形迹。《汇补》

脉法

大率实大坚强者，生；虚弱沉细者，死。又沉而附骨者，积脉也。

积聚分治

食积，气口紧盛，或弦急，或中或右，硬痛不移，呕吐饱胀，或作寒热身痛；痰积，脉来沉滑，忽时眩晕麻木，恶心痞塞，嘈杂；虫积，口吐清水，或时吐虫，或偏嗜一物，脉来乍大乍小，面生白斑，唇红能食，时痛时止；血积，因打扑闪肭，血瘀成块，或妇人产后不月，多有是证。盖月事正临产后虚弱，适感寒气，寒气客于子门，血凝成块，多在小腹，发则痛楚万倍，面色不泽。《汇补》

五脏积名

肝积曰肥气，在右胁下，如覆杯，有头足，如龟鳖状，久不愈，令人呕逆，或胸胁痛引小腹，足寒转筋；肺积曰息奔，在右胁下，大如覆杯，久不愈，令人洒洒寒热，呕逆喘咳，发肺痈；心积曰伏梁，起脐上，大如臂，上至心，久不已，令人烦心，身体胫股皆肿，环脐而痛；脾积曰痞气，在胃脘，覆大如盘，久不愈，令人四肢不收，发黄疸，饮食不为肌肤，心背彻痛；肾积曰奔豚，发于小腹，上至心，如豚奔走状，久不愈，令人喘逆，骨痿，少气。《汇补》

养正

壮实人无积，虚人则有之，皆因脾胃虚衰，气血俱伤，七情恼郁，痰挟血液凝结而成。若徒用磨坚破积之药，只损真气，积虽去而体已惫，虽或临时通快，药过依然，气愈耗而积愈大。惟当渐磨熔化，攻补兼施。若去积及半，即宜纯与甘温调养，使脾土健运，则破残余积，不攻自走，所谓养正积自除之谓也。《汇补》

治法

大法：咸以软之，坚以削之。惟行气开郁为主，或以所恶者攻之，或以所喜者诱之，则易愈。《汇补》

治分初中末

初起正气尚强，邪气尚浅，则任受攻；中则受病渐久，邪气较深，正气较弱，任受且攻且补；末则邪气侵凌，正气消残，则任受补。洁古 又初起为寒，宜辛温消导；久则郁热，宜辛寒推荡。《汇补》

用药

主以二陈汤，随证加减。消痰，加南星、枳壳、海石；去食，加山楂、神曲、草果；追虫，加槟榔、使君子、楝树根、花椒；破瘀，加桃仁、红花、赤芍、玄胡索、归尾；导饮，加茯苓、泽泻；顺气，加香附、砂仁；开郁，加木香、白豆蔻；温散，加肉桂、沉香；削坚，加三棱、蓬术；滋阴，加鳖甲、知母；化热，加黄连、山栀；平胃，加苍术、厚朴；疏肝，加青皮、柴胡；补气，加人参、白术；养血，加当归、川芎。又积属阴，参攻积丸；聚属阳，兼行气散结。癥加麦芽、神曲、山楂、枳实、厚朴；瘕，加川芎、当归、丹皮、乌药、玄胡、桃仁、红花、海石；痞，加黄连、枳实、厚朴、山楂、瓜蒌；癖，加肉桂、玄胡。若久病人虚，法须六君、归脾、理中等汤大补。若在皮里膜外者，用抚芎、香附等开之，仍须断厚味。

积聚选方

新制阴阳攻积散 治积聚、癥瘕、痞癖、蛊血、痰食，不问阴阳，皆效。

吴茱萸泡　干姜炒　官桂　川乌泡,各一两

黄连炒　半夏　橘红　茯苓　槟榔　厚朴

枳实　菖蒲　玄胡索　人参　沉香　琥珀另研

桔梗各八钱　巴霜五钱,另研

末之，皂角水煎汁，泛丸绿豆大。每服八

分，渐加一钱五分，姜汤送下。

遇仙丹 治血积、气积、痰癖，肢节肿痛，一切有余湿热痰火，痰涎壅滞，脉滑实有力者。

白牵牛头末，四两，半生半炒　白槟榔一两　茵陈六钱　蓬术　三棱各五钱，俱醋炒　牙皂五钱，炙，去皮、弦

一方：加沉香一两，末之，醋糊丸绿豆大。每服三钱，五更凉茶下。天明看所去之物，有积去积，有虫去虫。小儿减半，孕妇勿服。

济阴丸 治经候不调，疝癖积块刺痛。

香附一斤，醋浸，炒　莪术　当归各四两，俱酒浸末之，醋糊丸，醋汤下。

三圣膏 贴积。

用未化石灰十两，筛过极细，炒红，将好醋熬成膏，入大黄末一两，再入肉桂末五钱，略炒，搅匀，厚摊，烘热贴之。

琥珀膏

用大黄、朴硝各一两，为末，以大蒜捣膏，贴之。

黄蜀葵根煎汤 治小腹有块，曾服涩药止经，因而血滞成块。入人参、白术、青皮、陈皮、甘草、牛膝煎实。入研细桃仁、玄明粉少许，热饮之，二服当见块下。病重者，补接之后，加减调理。或再行一度，去块一二次，去葵根、玄明粉。

积块：用海石、三棱、莪术、香附，俱醋炒，桃仁、红花、五灵脂之类为丸，石碱、白术汤下。

六君子汤

归脾汤 二方见中风

理中汤 方见中寒

胀满章

大意

诸湿肿满，皆属于脾。《内经》 专主土败木贼，湿留气滞为病。《正传》

内因

由七情内伤，六淫外侵，饮食失节，房劳致虚，脾土之阴受伤，转运之官失职，胃虽纳谷，脾不运化，故阳自升而阴自降，乃成天地不交之否。清浊相混，隧道壅塞，郁而不行，气留血涩，湿气内停，遂成胀满。丹溪

外候

夫胀者，皆在于脏腑之外，排脏腑而廓胸胁，胀皮肤，故命曰胀。《内经》 外虽坚满，中空无物，有似于鼓。《格致余论》 击之有声，按之有形。《绳墨》色苍黄，腹筋起，心腹胀满，旦食则不能暮食。《内经》

胀分新久

凡诸实证，或六淫外客，或饮食内伤，阳邪急速，其至必暴，每成于数日之间；若是虚证，或情志多劳，或酒色过度，日积月累，其来有渐，每成于经月之后。《必读》

胀分虚实

腹胀坚硬，按之而痛者，为实；按之不坚不痛者，为虚。先胀于内，而后肿于外者，为实；先肿于外，而后胀于内者，为虚。小便黄赤，大便闭结，为实；小便清白，大便溏泄，为虚。脉滑数有力为实，弦浮微细为虚。色红气粗为实，色枯气短为虚。

《微论》

胀分朝暮

朝宽暮急为血虚，朝急暮宽为气虚，朝暮皆急，气血俱虚。《入门》

胀分脏腑

心胀烦心，肝胀胁痛，脾胀呕哕，肺胀喘咳，肾胀腰痛。胆胀口苦，胃胀胃脘痛，大肠胀肠鸣飧泄，小肠胀小腹引腰痛，膀胱胀小便癃闭，三焦胀

气满皮肤。《入门》

胀分诸证

气胀者，七情郁结，胸腹满闷，四肢多瘦；食胀者，谷食不化，痞满醋心，不能暮食；虫胀者，腹痛能食，善吃茶叶、盐土等物；积胀者，痞块有形，心腹坚硬；水胀者，停饮肠鸣，怔忡喘息；瘀胀者，跌仆产后，大便黑色；虚胀者，腹柔软而食入倒饱。更有单腹胀者，腹大而四肢极瘦，此由胀满既久，气血结聚，不能释散，俗名曰蛊，其病更重。《汇补》

脉法

关上脉弦为胀。又迟而滑，盛而紧，大坚以涩者，皆胀也。又虚为虚胀，牢为实胀。浮而大者易治，细而微者难治。《汇补》

治法

实者，下之消之，直清阳明；虚者，温之升之，调补脾肾。其有不大满、不大虚者，先以清利疏导，继以补中调摄。惟有标实而本虚者，泻之不可，补之无益，最难调治。宜却盐味，以防助邪；断妄想，

以保母气。《必读》

寒胀宜温

脏寒生胀满，胃中寒则胀满。经文　盖脾为阴中之至阴，同湿土之化，运精微而制水谷者也。脾湿有余，无阳以化，聚而不散，因成胀满者，宜以辛热药治之。东垣

热胀宜清

诸腹胀大，皆属于热。经文　因湿热之气，不得施化，壅滞于中而成胀满者，宜以苦寒药治之。若脾气不宣，郁而成火，吞酸吐酸，渐成胀满者，用药宜刚中带柔，连理汤主之。喻嘉言

实胀宜下

腹坚惧按，舌黄脉牢者，此实邪有余，法宜推荡，所谓下之则胀已是也。《汇补》

虚胀宜补

脾虚之人，偶因气滞，误用克伐，致中气散乱不收，故水气横决而作胀。此脾虚不能统摄，法宜补土理中，浊阴自化。

肝胀宜调

肝旺而胀者，虽当伐肝。然本性太过，肝亦自伤，不可过用克伐，宜扶脾疏肝，两法并用，使木性条达，不郁土中，则胀自已。《准绳》

肾虚宜温

常见作劳好色之人，脾肾交虚，浊邪横溢，外为肿胀者。当收摄肾气，使水无泛滥之虞，此益火之源以消阴翳，金匮肾气丸主之。直斋

治无速效

凡胀初起是气，久则成水，治比水肿更难。盖水肿饮食如常，鼓胀饮食减少，病根深固，三五年而后成。治肿惟补中行气足矣，治胀必补中行湿，兼以消积，不责速效，乃可万全。《入门》

胀当大补

俗云：气无补法者，以痞闷壅塞，似难于补。不思正虚不运，邪着为病，不补其气，则气何由行？丹溪

治无峻攻

医者不察，病起于虚，急于取效；病者苦于胀

急，喜行利药，以求一时之快。不知稍宽一日，胀愈甚，病愈增，正愈伤，冀其再下，不可得矣。丹溪

死证

腹胀不食者，死；腹胀身热者，死；腹胀寒热如疟者，死。腹大胀，四末清，脱形泄甚，为逆。腹胀便血，脉大如绝者，死；腹胀时喘，汗出厥逆者，死；胸膛胀满，脐关突出者，死。《汇补》

用药

主以二陈汤，加厚朴、木香、苏梗、大腹皮，去甘草。肥人多湿，加苍术、木通；瘦人多火，加芩、连、山栀。食积，加山楂、神曲；蓄血，加桃仁、莪术；郁气，加香附、抚芎；怒气，加柴胡、青皮。内寒凝滞者，加木香、炮姜；外寒郁束者，加升、葛、苍术；便闭实热，加大黄；溺短湿结，加木香、泽泻。凡腹胀初起，宜行气疏导之剂，加木香、槟榔、陈皮、青皮、枳壳、厚朴等；久而挟虚，宜补脾调气，如六君子加苏梗、砂仁等；虚而挟寒，宜温补，如理中汤加肉桂等。若脾肾俱虚，少火不能扶脾者，宜补肾。然补肾有两法，能食而

胸膈舒畅者，金匮肾气丸；不食而胸膈满闷者，复元丹主之。惟大实大满坚硬而按之痛者，量其元气下之，三花神佑丸、导气丸等，下后仍宜调补脾胃。

附：虫蛊胀

虫蛊由湿热既久，血化为虫。肚腹胀大，按之有块，形如稍瓜，四肢削瘦，腹虽痛而唇色红，能饮食，脉滑数者，乃为蛊证，宜积块丸下之。《准绳》

胀满选方

六君子汤　治气虚中满。方见中风

连理汤　治脾虚肝郁，吞酸腹胀。方见泄泻

胃苓汤　治脾湿腹胀，面黄，身浮，溺涩。方见暑证

肾气丸《金匮》　治脾肾两虚，肿胀，腹濡而胸不硬者。方见湿证

补中益气汤 方见中风

调中汤 方见斑疹

复元丹《三因》 治脾肾俱虚，发为肿胀，心腹坚满，小便不通，两目下肿。

附子炮，二两　南木香煨　茴香炒　川椒炒出汗　厚朴　独活　白术炒　陈皮　桂心　吴茱萸炒，各一两　泽泻一两半　肉豆蔻煨　槟榔各半两

为末，糊丸，紫苏汤下。

导气丸 治诸腹胀大，痞塞不通，大便虚秘，形气、病气俱实者。

青皮水蛭炒　莪术䗪虫炒　三棱干漆炒　槟榔斑蝥炒　吴萸牵牛炒　赤芍川椒炒　菖蒲桃仁炒　黄芩大黄炒　厚朴干姜炒　山楂肉草果炒

以上同炒药熟，去水蛭等不用。为末，酒糊丸，如梧子大。每服五丸至七丸，空心，紫苏汤下。

中满分消丸东垣 治中满热胀。

黄芩炒　黄连炒，各五钱　姜黄　白术　人参　炙甘草　猪苓各一钱　白茯苓　干生姜　砂

仁各二钱　枳实炒　半夏各五钱　厚朴炒，一两

知母炒，四钱　泽泻　陈皮各三钱

为末，汤浸蒸饼为丸，每服百丸。

中满分消汤东垣　　治寒胀。

吴茱萸　厚朴　草豆蔻　黄柏各五分　益智

仁　半夏　茯苓　木香　升麻各三分　人参

青皮　当归　黄连　泽泻　生姜　麻黄不去节

柴胡梢　干姜　川乌　荜澄茄各二分

水煎，热服。

广术溃坚汤东垣　　治中满腹胀有积。

厚朴姜炒，五分　升麻　红花　甘草　吴茱

黄汤泡，各二分　黄芩　益智　草豆蔻　当

归各五分　黄连三分　半夏七分　广术煨，三分

柴胡　泽泻　陈皮　神曲炒　青皮各三分

渴，加葛根四分。生姜水煎。

保安丸　治癥结内积，上抢心痛，脐腹痛。

大黄三两　附子五钱　干姜一两　鳖甲一两五钱

为末，先用醋一升，煮四五合，和药丸。空心服下，取积为度。

鸡矢醴《素问》　治湿热胀满。

羯鸡矢八合，炒微焦，无灰好酒二碗，煎至碗半，滤取汁，五更热饮，则鸡鸣辰巳时行二三次黑水，次日足有绉纹，又饮一次，渐绉至膝上而愈。

积块丸

京三棱　莪术　自然铜　蛇含石　雄黄各二钱　蜈蚣一钱一分　木香一钱半　铁粉　辰砂　沉香八分　冰片五分　芦荟　天竺黄　阿魏　全蝎各四钱

炼猪胆汁为丸，每服八分，重者一钱，五更，酒送下。

肿满外治法

用水蓼花、皮硝、牙皂、大黄各五钱，生姜十片，葱、蒜各七枚，莱菔子三钱，栀子五钱，捣烂作一大膏药，贴脐腹上，外用绵絮裹暖。

又法：方士用商陆根打烂，入麝香少许，贴脐中，外以绵絮裹暖，引水下行。又有用蝼蛄捣碎服法，每称神奇。

又法：以田螺、大蒜、车前草，和研为膏，作大饼敷于脐上，使从便旋出。

又法：用大戟、牵牛各一两，大枣二升，入锅内煮，去药食枣，即愈。

铺脐药饼

真轻粉二钱、巴豆四两、生硫黄一钱，研匀成饼，先以新绵铺脐上，次铺药饼，外以帛紧束之。如人行十里许，即下水。待行三五度，即去药，以温粥补之。一饼可治十人。

胁痛章

大意

足厥阴肝经之络，令人胁痛。《内经》 然亦有少阳胆经病者，亦有肝乘脾经者，有肝侮肺经者，有肝肾同治者，当推原之。《汇补》

内因

因暴怒伤触，悲哀气结，饮食过度，风冷外侵，跌仆伤形，叫呼伤气，或痰积流注，或瘀血相搏，皆能为痛。《医鉴》 至于湿热郁火，劳役房色而病者，间亦有之。《汇补》

外候

胁痛宜分左右，辨虚实。左胁痛者，肝受邪也；右胁痛者，肝邪入肺也。左右胁胀痛者，气滞也；左右胁注痛有声者，痰饮也。左胁下有块作痛，夜甚者，死血也；右胁下有块作痛，饱闷者，食积也。咳嗽引痛，喘急发热者，痰结也；时作时止，暴发痛甚者，火郁也。满闷惧按，烦躁多怒者，肝实也；

耳目眺瞆，爪枯善恐者，肝虚也；隐隐微痛，连及腰胯，空软喜按者，肾虚也。胁痛咳嗽腥臭，面赤唾痰者，肺气伤也；胁内支满，目眩，前后下血者，肝血伤也；两胁搐急，腰腿疼痛，不能转侧者，湿热郁也。胸右近胁一点刺痛，内热咳嗽者，肺痈也，当须防之。《汇补》

危候

虚甚成损，胁下常有一点痛不止者，此因酒色太过，名干胁痛，大危。《入门》

胁痛成积

凡胁痛年久不已者，乃痰瘀结成积块。肝积肥气在左，肺积息贲在右，发作有时。虽皆肝木有余，肺积膹郁，不可峻攻。《汇补》

脉法

脉双弦者，肝气有余，两胁作痛。《脉经》 弦而紧细者，怒气也；弦而沉涩者，郁滞也。大抵弦涩者顺，洪大者逆。若弦急欲绝，胁下如刀刺，状如飞尸者，不治。《汇补》

治法

治宜伐肝泻火为要，不可骤用补气之剂。虽因于气虚者，亦宜补泻兼施。《玉策》 胁者，肝胆之区。肝为尽阴，喜条达而恶凝滞；胆无别窍，喜升发而恶抑郁。故凡木郁不舒，而气无所泄，火无所越，胀甚惧按者，又当疏散升发以达之。不可过用降气，致木愈郁而痛愈甚也。《汇补》

用药

主以二陈汤，加柴胡、青皮。气，加香附、枳壳；火，加胆草、芍药；痰，加南星、苍术；食，加枳实、山楂；瘀，加桃仁、红花。肝火旺者，左金丸；木气盛者，当归龙荟丸。如气血俱虚，脉细紧，或弦大，多从劳役怒气得者，用八珍汤加木香、青皮、桂心少许。劳役太过，肝伤乘脾者，补中益气汤加芍药，或建中汤与六君子合用。房色太过，肾肝两伤者，地黄汤加芍药、当归。有膈间停痰宿食，或挟恚怒，抑其肝气，不得上达，两胁大痛，面青或黑，脉代者，用盐汤探吐。得吐则生，不吐则死。《汇补》

胁痛选方

柴胡疏肝散《统旨》

柴胡　陈皮　枳壳各一钱　芍药　川芎各八分
香附三钱二分　甘草四分　生姜一片
水煎。

左金丸　治肝火作痛。

黄连六两　吴茱萸一两
为末，水丸。

加味柴胡汤《良方》　治伤寒少阳证胁痛。

柴胡　黄芩各二钱　牡蛎　半夏　枳壳　甘
草各一钱
姜、枣，水煎服。

枳壳煮散《本事》　治悲怒内郁，风寒外束，肝气受伤，两胁骨疼，筋脉急，腰脚重，两股筋急酸痛，渐至脊背，腰急，此方主之。

枳壳麸炒，四两，先煎　细辛　川芎　桔梗
防风各二两　葛根一两半　甘草一两

为粗末，每服四钱，姜、枣、水同煎，空心服。

控涎丹 治痰痛。

甘遂　大戟　白芥子

香橘汤《良方》　治七情气滞，中脘不快，腹胁胀痛。

香附^炒　橘红　半夏^{各三钱}　炙甘草^{一钱}　生姜^{三片}　红枣^{三枚}

水煎，食远服。

推气散《济生》　治气痛。

枳壳　桂心　姜黄^{各五分}　甘草^{三分}

姜、枣，水煎。

桃仁承气汤 治血瘀。^{方见血证}

当归龙荟丸 泻肝火痛。

当归　胆草　山栀　黄连　黄芩　黄柏^{各一两}　大黄　芦荟　青黛^{各五钱}　木香^{二钱半}　麝香^{五分}

为粗末，每服四钱，姜、枣、水同煎，空心服。

控涎丹 治痰痛。

甘遂　大戟　白芥子

香橘汤《良方》　治七情气滞，中脘不快，腹胁胀痛。

香附炒　橘红　半夏各三钱　炙甘草一钱　生姜三片　红枣三枚

水煎，食远服。

推气散《济生》　治气痛。

枳壳　桂心　姜黄各五分　甘草三分

姜、枣，水煎。

桃仁承气汤 治血瘀。方见血证

当归龙荟丸 泻肝火痛。

当归　胆草　山栀　黄连　黄芩　黄柏各一两　大黄　芦荟　青黛各五钱　木香二钱半　麝香五分

一方有青皮、柴胡。痛甚者，以姜汁吞下。

八珍汤 治虚证胁痛。方见中风

外治法

或用白芥子水研，敷患处；或用吴茱萸研细，醋调敷；或用韭菜打烂，醋拌，放在痛处，以熨斗火熨之。

腰痛章

大意

腰为肾府，乃精气所藏，有生之根蒂也。假令作强伎巧之官，谨其闭蛰封藏之本，则州都之地，真气布护，虽六气苛毒，勿之能害。惟以欲竭其精，以耗散其真，则肾气虚伤，膀胱之府安能独足？所以作痛。《必读》

内因

诸经皆贯于肾，而络于腰脊。肾气一虚，凡冲风冒湿，伤冷蓄热，血涩气滞，水积堕伤，与夫失

志作劳，并能患此。《心法》

外候

悠悠不止，乏力酸软者，房欲伤肾也；髋骨如脱，四肢倦怠者，劳力伤气也。面黧腰胀，不能久立者，失志伤心，血脉不舒也；腹满肉痹，不能饮食者，忧思伤脾，胃气不行也；胁腰胀闷，筋弛白淫者，郁怒伤肝，肾肝同系也。冷痛沉重，阴雨则发者，湿也；足冷背强，洒淅拘急者，寒也。牵连左右无常，脚膝强急难舒者，风也；举身不能俯仰，动摇不能转侧者，挫也。有形作痛，皮肉青白者，瘀也；无形作痛，胀满连腹者，气也。便闭溺赤，烦躁口渴者，膏粱积热也；昼轻夜重，便黑溺清者，跌损血瘀也。《汇补》

死候

腰者，肾之外候，转摇不能，肾将惫矣。《内经》痛甚，面上忽见红点，人中黑者，死。丹溪

脉法

腰痛之脉，必沉而弦。沉弦而紧者，寒；沉弦而浮者，风；沉弦而濡细者，湿；沉弦而急实，为

闪肭。刘三点 芤涩者瘀血，滑伏者痰气，虚豁者肾虚。《汇补》

治法

治惟补肾为先，而后随邪之所见者以施治。标急则治标，本急则治本。初痛宜疏邪滞，理经隧；久痛宜补真元，养血气。《汇补》

治禁

凡诸痛本虚标热，寒凉不可峻用，必用温散之药。又不可纯用参、芪大补，大补则气旺不通，而痛愈甚。《心法》

用药

主以归芎汤，加桑寄生、杜仲、续断等。肾虚，加生熟地、枸杞、牛膝；虚火，加黄柏、知母；瘀血，加桃仁、红花；痰涎，加苍术、半夏；跌损，加猴姜、玄胡索；气滞，加香附、枳壳；风寒，加威灵仙、羌活；风湿，加五加皮、海桐皮；湿热，加苍术、黄柏。风，加独活、防风；寒，加干姜、肉桂；湿，加萆薢、防己。凡腰痛久不愈，古方多用肉桂者，取其性达下焦，辛温开导也。又虚腰痛

多用磁石者，取其引肺金之气下达肾中，可使大气周流也。《汇补》

附：肾着

肾着腰痛，腰冷如冰，身重不渴，小便自利，饮食如故，腰以下冷重如带五千钱。多因作劳汗出，衣裳湿冷，久久得之。治宜流湿为主，兼以温暖之药散之，肾着汤。《医统》

腰痛选方

芎归汤 统治腰痛。

　　当归　川芎

独活寄生汤《宝鉴》　养荣血，祛外邪。

　　独活　桑寄生　杜仲　牛膝　细辛　秦艽
　　茯苓　桂心　防风　川芎　人参各一钱五分
　　甘草　当归　熟地各一钱　生姜五片
　　水煎服。

调荣活络散 治瘀血腰痛，通经络。

> 大黄　当归梢　牛膝　杏仁各二钱　赤芍
> 红花　羌活　桃仁各一钱　川芎　桂枝各三分
> 香附一钱半
>
> 水煎服。

无比山药丸子和　补肾气，益诸虚。

> 熟地　赤石脂煅　山萸肉　白茯苓　泽泻
> 巴戟肉　牛膝各一两　杜仲姜炒　山药　肉
> 苁蓉酒浸　菟丝子各三两
>
> 加萆薢、骨碎补、续断、木瓜、破故纸、
> 桂心、鹿角、青盐等，炼蜜为丸。空心，
> 温酒、盐汤任下。

青娥丸《直指》　补肾强腰，乌须壮脚。

> 杜仲四两，生姜片炒　破故纸四两，炒
>
> 末之，以胡桃三十枚，取肉捣和，入蜜为
> 丸，梧子大。每服五十丸，调气散下。

补阴丸 丹溪

黄柏^{酒炒} 龟甲^{酒炙} 知母 侧柏叶 枸杞
子 五味子 杜仲^{姜炒} 砂仁^{各等份} 甘草^{减半}

为末，猪脊髓加地黄膏为丸。

立安散《奇效》 暖肾添精，治五积腰痛，健脚膝。

牛膝^{酒浸} 杜仲^{姜炒} 木瓜 破故纸 川续
断^{各一两} 萆薢^{二两}

炼蜜丸，盐汤下。

牛膝酒《三因》 治湿热腰痛。

地骨皮 五加皮 薏苡仁^{各一两} 海桐皮^{二两}
川芎^{一两} 生地^{十两} 甘草 牛膝 羌活^{各一两}

以好酒一斗，浸二七日，夏七日。每服一
杯，日三四次，令酒气不绝为佳。一方：
入炒杜仲一两。

二妙丸

黄柏 苍术

摩腰膏 丹溪 治寒湿腰痛，虚者亦宜。

乌头尖 附子尖 南星各二钱半 樟脑 丁香 干姜 吴茱萸各一钱半 雄砂一钱 麝五粒

为末，蜜丸，龙眼大。用时以姜汁化开如粥，布上，火烘热，摩腰上，外用绵衣缚定。二日一丸，十丸即效。

肾着汤

干姜 茯苓各四两 甘草 白术或苍术，各二两

凡腰痛不能立者，须刺人中穴。又瘀血作痛者，刺委中穴以行血滞。如肾虚作痛，药中加猪脊髓，丸服。

又法：用猪腰子一具，剖开，入青盐三钱、杜仲末五钱，煮烂，空心服。

卷之七

腰膝门

痿躄章

大意

肺热叶焦，五脏因而受之，发为痿躄。《内经》肺主诸气，畏火者也；脾主四肢，畏木者也。嗜欲无节，则水失所养，火寡于畏，而侮所胜，肺得火邪则热矣；肺既受热，则金失所养，木寡于畏，而侮所胜，脾得木邪而伤矣。肺伤则不能管摄一身，脾伤则四肢不能为用，而诸痿作矣。丹溪

内因

诸痿有皮、脉、筋、肉、骨五痿之名，应乎五脏。肺主皮毛，脾主肌肉，心主血脉，肝主筋膜，肾主骨髓。惟喜怒劳色，内脏虚耗，使皮肤、血脉、

肌肉、筋膜、骨髓，无以运养，故致痿躄。《汇补》

外候

皮痿者，色枯毛落，喘呼不已，肺受热也；脉痿者，色赤脉溢，胫纵不任地，心受热也；筋痿者，色苍口苦，爪枯筋挛，肝受热也；肉痿者，色黄肉䐃，肌痹不仁，脾受热也；骨痿者，色黑耳焦，腰膝难举，肾受热也。《汇补》

脉法

痿属肺热，传于五脏，其脉多浮而大，或尺脉虚弱，或缓涩而紧。《玄要》

痿挟标证

内热成痿，此论病之本也。若有感发，必因所挟而致。有湿热者，有湿痰者，有气虚者，有血虚者，有阴虚者，有死血者，有食积妨碍升降道路者，当明辨之。

湿热痿

湿热痿者，雨湿浸淫，邪气蒸脾，流于四肢，自觉足胫逆气上腾，或四肢酸软肿痛，或足指麻木顽痒，小便赤涩，脉来沉濡而数，此皆湿热在下

之故。所谓湿热不攘，大筋缎短，小筋弛长，缎短为拘，弛长为痿也。宜升阳燥湿，禁用填补之剂。《汇补》

湿痰痿

湿痰痿者，肥盛之人，血气不能运动其痰，致湿痰内停，客于经脉，使腰膝麻痹，四肢痿弱，脉来沉滑，此膏粱酒湿之故。所谓土太过，令人四肢不举是也。宜燥脾行痰。《汇补》

气虚痿

气虚痿者，因饥饿劳倦，胃气一虚，肺气先绝，百骸溪谷，皆失所养。故宗筋弛纵，骨节空虚。凡人病后手足痿弱者，皆属气虚。所谓脾既病，不能为胃行其津液，四肢不得禀水谷气而不用也。宜补中益气。《汇补》

血虚痿

血虚痿者，凡产后失血后，面色痿黄，手足无力，不能行动者也。宜滋养荣血。然血生于脾，往往用养血药，而痿如故者，脾虚不能生血也。能补其脾，则血自旺，而痿自愈矣。《汇补》

阴虚痿

阴虚痿者，酒色过度，下焦肝肾之火，燔灼筋骨，自觉两足极热，上冲腿膝，酸弱痿软，行步艰难，不能久立，脉来涩弱，或左脉虽大，按之无力。宜峻补精血，以扶肝肾。《汇补》

血瘀痿

血瘀痿者，产后恶露未尽，流于腰膝，或跌仆损伤，积血不消，四肢痛而不能运动，致脉涩而芤者。宜养血行瘀。《汇补》

食积痿

食积痿者，饮食太过，妨碍道路，升降失常，脾气不得运于四肢，手足软弱，或腹膨胀痛，或恶心嗳气，右手脉洪弦滑者。宜运脾消导，从食积治。俟食消积化，然后补脾。《汇补》

痢后痿

痢后脚软胫疼，或膝肿者，此下多亡阴所致，宜补脾兼升举之剂。若作风治，则反燥其阴而痿难愈。间有痢后兜涩太早，积瘀不清，下注隧道经络而成痿者，此又当行气逐瘀，与前证迥异矣。《汇补》

痿证总辨

痿与柔风脚气相似，但彼因邪实而痛，痿属内虚而不痛。《三因方》 其痿证亦有作痛者，必挟火、挟痰、挟湿、挟瘀而起，切不可混同风治。《汇补》

治法

治痿独取阳明。因阳明经为水谷之海，主化津液，变气血，以渗灌溪谷，而润筋脉者也。况阳明之经，合于宗筋，会于气街，属于带脉，而络于督脉。故阳明虚则五脏无所禀，不能行血气，濡筋骨，利关节，则宗筋弛纵，带脉不引而为痿。故古人治痿，首重阳明，此为气虚者立法也。其专重肾肝，因肾主骨而藏精，肝主筋而藏血。故肾肝虚，则精血竭，精血竭，则内火消烁筋骨为痿。治当补养肾肝，此为阴虚者立法也。善治者辨其孰为气虚，孰为阴虚，合宜而用。至于七情六欲，所挟多端，或行痰瘀，或清湿热，泻实补虚，是在神而明之。《汇补》

肺热禁温剂

若肺金壅塞，阳气不能下达，两足畏冷，重绵

裹蔽而外跗仍热，小便涩数者，宜清肺和胃。若认阳虚，妄投刚剂，其痿必甚。《六要》

胃虚禁寒剂

至于食少肌瘦，或泄泻者，虽有内热血虚之证，必以芳香甘温之品，先复胃气为主。盖胃为万物之母，资生气血之乡，饮食进而痿弱自健。若拘于泻南补北之说，久任寒凉，则谷气益衰，四末益枯矣。《汇补》

痰热禁厚味

脾胃虚证，诚宜藉五味以养之。若湿痰、湿热成痿者，必须严戒厚味，以免生痰。盖天产属阳，膏粱发热，若不淡泊，难以安全。可见虚证与实证不同，非但用药各别，即服食亦异也。《汇补》

死候

骨痿久卧，不能起于床者，死。

用药

血分虚者，主以四物汤，加牛膝、秦艽、杜仲、独活。有火者，加黄柏、知母；有瘀血者，加桃仁、红花、丹皮、牛膝、玄胡索等。气虚者，用四君子汤；虚热者，补气和中汤；肾虚者，地黄丸，或丹溪补阴丸；虚热者，虎潜丸；虚寒者，还少丹加鹿茸。食积成痿者，二陈汤，加神曲、山楂、麦芽、枳实；湿痰痿者，二陈二术，加竹沥、姜汁；痰火痿者，二陈汤加黄芩、山栀，或黄柏，竹沥；湿热痿者，东垣健步丸、清燥汤；膏粱壅热者，承气汤。

附：鹤膝风

鹤膝风乃调摄失宜，亏损足三阴经，风邪乘虚而入，以致肌肉日瘦，内热食减，肢体挛痛，久则膝大而腿细。若伤于脾胃者，补中益气汤为主；伤于肝肾者，六味地黄汤为主；若欲作脓或溃后，十全大补汤为主，皆佐以大防风汤。初起须用葱熨，可以内消。若见症口干头晕，并用补中益气汤；饮食少，胸膨胀，大便泄，并用六君子汤；热来复去，有时而动，脓水清稀，肌肉不生，并用八珍十全大补汤；脐腹冷疼，脚膝无力，头晕吐痰，小便频数，并用八味丸。立斋

附：阴痿

肾乃坎象，水火具焉，阴阳交济，伎巧生焉。

故有房劳太甚，宗筋弛纵，发为阴痿者，乃命门火衰，譬之严冬，百卉凋残也；亦有思想无穷，气郁心肾而为阴痿者，乃下焦火郁，譬如炎暑，而草木下垂也。火衰者，桂附八味丸；火郁者，知柏六味丸。如肾经火郁而阴痿者，合服知、柏清火坚肾之品，立见其效。须临证审察，不可偏认为火衰也。《汇补》

附：解㑊

解㑊者，脊脉痛而少气懒言。《内经》 形迹懈怠，筋脉弛解，坐行不任，尺脉缓涩，此即痿类也。《医统》

痿躄选方

虎潜丸

龟甲　黄柏各四两　知母　熟地各二两　牛膝三两半　白芍一两半　锁阳一两　陈皮七钱　当归　虎胫骨各一两

冬月加干姜五钱，末之，羊肉为丸，盐汤下。加附子，治痿躄如神。

清燥汤 东垣   治湿热成痿。

人参三分 黄芪一钱半 苍术 白术各一钱
陈皮五分 泽泻五分 茯苓 升麻各三分 当
归一钱二分 生地 黄柏 柴胡 麦门冬
甘草 神曲 猪苓各二分 黄连一钱
水煎服。

补气和中汤

即补中益气汤加苍术、黄柏、白芍、茯苓。

东垣健步丸   治湿热痿证。

羌活 柴胡各五钱 防风三钱 川乌一钱 滑
石炒,半两 泽泻三钱 防己酒洗,一两 苦
参酒洗,一钱 肉桂 甘草炙 栝楼根酒制,各半两
为末,酒糊丸,每服煎愈风汤下。

神龟滋阴丸   治足痿。

龟甲四两,酒炙 黄柏 知母炒,各二两 枸杞
子 五味子 锁阳各一两 干姜半两
末之,猪脊髓为丸。

小丹《玄珠》 去风释冷，补劳益血，强筋壮骨，添精固髓，活血驻颜，安神益智，种子温经，延年益寿。

熟地 肉苁蓉各六两,酒洗 五味子 菟丝子各五两,酒浸 柏子仁 天门冬去心 蛇床子炒 覆盆子 巴戟酒浸,去心 石斛各三两 续断 泽泻 人参 山药 远志炒,去心 山茱 菖蒲 桂心 白茯苓 杜仲炒,去丝,各二两 天雄炮,去皮、脐,一两

炼蜜丸，温酒下。

换骨丹 治风证，兼治鹤膝风。

防风 牛膝 当归 虎骨酥炙,各一两 枸杞二两 羌活 独活 龟甲 秦艽 萆薢 松节 蚕砂各一两 茄根洗,二两 苍术四两

或酒浸，或为末，或酒糊丸，俱可服。

大防风汤 治足三阴虚，外邪乘虚而入，成鹤膝风证，或附骨疽肿痛或不痛者。

川芎一钱半 肉桂 黄芪各五分 白芍 附子

牛膝_{各一钱}　白术　羌活　人参　防风_{各二钱}

杜仲　熟地　炙甘草_{各五分}

水煎服，三五剂后，再服调补之药。

愈风汤_{方见中风}

疝气章

大意

疝本湿热痰瘀，乘虚下流，复加外寒所束，经脉收引，相持而痛。丹溪专主于肝，与肾绝无干涉，以肝主筋下环阴器故也。然究竟肾主下焦，肾气若旺，客邪乌能停滞？故疝证必以肾虚为本，湿热为标。至于外寒，则稍末耳。《汇补》

内因

因醉饱远行，房劳忿怒，激发五志之火；或涉水处湿，冲风冒雨，外着阴冷之邪。湿热得寒，内收血隧，或乘虚下聚，流于肝经，肝性急速，火复暴烈，郁极而发。_{丹溪} 揆其大端，有痰饮、食积、

死血、水气郁结之实者，有气虚、血虚、阴虚陷伏之虚者。《汇补》

外候

有痛在睾丸者，痛连小腹者，痛在五枢穴边者。或无形，或无声，或有形如瓜，或有声如蛙。丹溪 或攻刺腰胁，或游走胸腹，或绕脐痛，或抢心痛。《入门》 小腹急疾，小便频并。升于上，为呕为吐；坠于下，为肿为胀。《绳墨》

疝分七种

七疝者，寒、水、筋、气、血、狐、癩也。寒疝：囊冷，结硬如石，阴茎不举，胫痛引丸。此坐卧湿地，寒月涉水冒雨，或劳碌热极，坐卧砖石，或风冷处使内过劳而得，宜温经散寒。水疝：肾囊肿痛，阴汗时出，或肿如水晶，或发痒而搔流黄水，或小腹按之作水声。此醉酒行房，或汗出过风，寒湿之气，聚于囊中而得，宜利水除湿。筋疝：阴囊肿胀，或溃或痛，或筋缩里急，或挺纵不收，或茎中痛极作养，或白物随溲下流。此房术丹药积郁不散所致，宜清火解毒。血疝：状如黄瓜，在小腹两傍横骨之端，俗云便毒。或睾丸偏大，阴分作痛，甚则血溢气聚，流入脬囊，结成痈肿。此醉饱入房，或仆损积怒，血流隧道所致，宜和血消瘀。气疝：上连肾俞，下及阴囊，遇恚怒悲哀，则气滞而胀，胀罢则散，或劳役坐马，摩击睾丸，致令肿胀。此肝气怫郁所致，宜散气疏肝。小儿每患此，俗名偏气，因父精怯弱，强力入房，乃胎病，惟灸筑宾穴可消。狐疝：状如仰瓦，在小腹，立则出囊而肿胀疼痛，卧则归腹而闷苦皆消，上下无定，如狐之昼出夜入。此脾气下陷所致，宜升阳降阴，今人带钩钳者是也。癞疝：阴囊肿硬，如升如斗，不痛不痒。此感地气卑湿所生，故江淮之间，湫溏之处，多有此疾，宜导湿利水。若暴发而疼痛者，必兼前六证，宜参治之。又有得于有生之初，父子相传，习以为常，此禀先天之气，非三因所致之疾，不可治也。子和 若在女子，则前阴突出，后阴痔核，亦皆疝类，但不名疝而名瘕。故《经》云：任脉为病，男子内结七疝，女子带下瘕瘕。《汇补》

疝病分辨

疝必睾丸先痛，次连小腹，次攻胸胁，有自下而上之象。若小肠气者，脐傍钧痛，连及腰脊；膀胱气者，肿胀溺涩，手按有声；肾气胀者，脐下绕身，撮急引痛，或连胯内。三证之发，必从腹而下及睾丸，有自上而下之象。其偏坠木肾者，惟睾丸为病，而无攻冲诸证。《汇补》

疝分寒热

疝病本热标寒。言热者，言其本；言寒者，论其标。大要热多者，遇热即发，二便赤涩，小便肛门俱热，外肾累垂，玉茎挺出；寒多者，遇寒即发，二便清利，小腹腰胁清冷，外肾紧缩，玉茎痿软。《入门》又寒多则痛，热多则肿，湿多重坠，然虚疝亦下坠，不可不知也。《汇补》

内外虚实

大抵外遇寒邪，必兼头疼寒热；内郁湿热，必带阴囊红肿。劳伤肝脾者，兼下血黄瘦；劳伤肝肾者，必腰酸遗浊。上下而痛者，多邪气之冲逆；下坠而痛者，多元气之下陷。《汇补》

疝分左右

睾丸有两：左属水，水生肝木，木生心火，三部皆司血，统纳左之血者肝也；右属火，火生脾土，土生肺金，三部皆司气，统纳右之气者肺也。故诸寒收引，则血泣而归肝，下注于左丸；诸气膹郁，则湿聚而归肺，下注于右丸。其患左者，痛多肿少；患右者，痛少肿多。《准绳》

疝分气积

疝痛无形，走注不定者，七情四气内搏而然；疝痛有形，不移其处者，痰瘀食积下聚而成。《汇补》

疝久成积

凡疝久则成积，盘附脐之上下左右，为癥为瘕；作痛不已，或变痃癖，或发奔豚。《汇补》

脉法

肝脉大急而沉，为疝；寸脉弦紧，为寒疝；跌阳脉虚迟，亦为寒疝。疝脉牢急者生，弱急者死。

治法

外寒束热者，开散外寒，疏通内热，祛逐肝经之湿热，消导下焦之瘀血，以寒因热用之法，立方

处治，则邪易伏而病易除。《正传》 若寒积下焦者，非大热之剂则不能愈。谦甫 如热郁肝经者，非渗利之品则不能痊。《汇补》

治禁预补

诸疝皆属于肝，肝欲散，急食辛以散之。此疾虽因虚而得，然不可虚而骤补。所谓邪之所凑，其气必虚，留而不去，其病为实。故必先涤去所蓄之邪，然后议补。《本事方》

温散

疝因阴邪凑肾，寒气上攻，小腹结块，下坠睾丸，坚紧如石，得暖渐消，得寒愈胀。其气并入前后腰脐各道筋中，上攻入胃，则大呕大吐，战栗畏寒。此下焦地气上冲，宜以参、附、姜、桂大剂，非寻常郁热比也。《汇补》

补虚

有劳役而发者，其脉不甚沉紧，而豁大无力，其痛不甚猖獗，而重坠牵引，羸瘦少气，呕吐少食，泻利胸满，洒淅寒热者，当以参、术、桂、附为君，略以疏导药佐之。若泛用克伐，必变攻胃冲心而死。《汇补》

危证

疝久虚甚，上为吐逆，下有遗精者，危。切牙战栗，冷汗反张者，凶。《入门》

用药

主以二陈汤。寒疝，加肉桂、小茴、玄胡、香附、吴萸、川椒；水疝，猪苓、泽泻、苍术、防己；筋疝，黄柏、山栀、赤芍、甘草、胆草、大豆；血疝，赤芍、玄胡、归尾、香附、丹皮、牛膝；气疝，青皮、香附、枳实、木香、乌药、橘核、川楝；狐疝，柴胡、升麻、干葛、苍术；癫疝，或得于胎元，或经年久病者，不必治之，如遇外感而发，痛甚者，参前六法治之。瘀，加桃仁；痰，加海石；郁，加木香；虚，加故纸；红肿，加山栀、赤芍；冰冷，加吴茱、干姜。积湿过多，阴汗如雨，倍苍术，加白芷；湿郁成热，皮宽燥痒，加木通、泽泻。中焦虚疝脉濡者，四君子加川楝；下焦虚疝脉沉细者，八味茴香丸，或八珍汤加肉桂。至于湿热为病，俱宜泻南补北，不可妄用刚剂，如乌头、附子之类。

附：木肾

木肾者，外肾坚硬顽痹，不痛不痒，阴茎不垂，常如麻木，便溺之时，闷胀不顺。此肾家虚惫，阴阳不交，水火不济，而沉细痼冷，凝滞其间。未可纯用燥药，当行温散温利以逐其邪，俾水火交媾，荣卫流行，如寒回春谷，自然得愈。间有跌仆惊恐，痰气瘀滞者，当消瘀行气，佐以温散之品。《汇补》

附：偏坠

睾丸坠肿，有大小左右不同。在左因怒气伤肝，外寒内郁；在右因肾气虚损，湿痰食积。皆使真气不升，客邪下陷，宜温中行气为君，升阳疏散为辅，不可泥引而竭之之法。《汇补》

附：白液

有纵情酒色，而平素多火者，初起癩疝，服利湿降气却疝之药，后每遇劳欲，疝必随发。发必寒热，小腹不仁，隐隐痛连腰胁，阴囊肿大，毫毛之间，俱出白液，如米泔水，大注而下，头眩倦怠，静卧则身热渐缓，囊肿渐缩，缩则干硬如荔枝状，直至皱起白皮，揭去一层，方得和软。若遇劳伤，

其发如故。治宜六味丸，加柴胡、黄柏、白芍、当归、山栀。《汇补》

附：阴挺

阴茎挺纵不收，为强中之证。由多服壮阳之品，或受金石丹毒，遂使阳旺阴衰，相火无制，得泄稍软，殊不知愈泄而阴愈伤，愈伤而茎愈强。治宜助阴抑阳，地黄汤加牛膝、知、柏之类。《汇补》

附：肾囊风

是证乃肝经风湿，作痒不已，喜浴热汤，甚则疙瘩顽麻，破流脂水。宜蛇床子汤熏洗，或吴茱萸汤更妙。《汇补》

疝气选方

蒺藜丸《宝鉴》

蒺藜炒，去尖　乌头炮，去脐　山栀各等份

每服三钱，为末，水煎服。

论曰：疝由湿热，因寒郁而作，故用栀子以降湿热，乌头以破滞气。况二物皆下焦

之药，而乌头为栀子所引，其性急速，不
容胃中停留，直趋下焦故也。又按之痛止
者属虚，须加肉桂，以姜汁丸服，其效
尤速。

三因燔葱散　治一切寒疝作痛。

川芎　当归　枳壳　厚朴　官桂　青皮
干姜　茴香　茯苓　川楝　麦芽　神曲
三棱　蓬术　熟地　白芍　人参

上细切，每服五钱，葱白三茎，盐少许，
水煎。

沉香桂附丸《宝鉴》　治中气虚弱，真火不足，脏腑

积冷，腹胁痛，手足冷，便利无度，喜热
物熨者。

沉香　肉桂　附子　川乌炮　良姜炒　茱萸
茴香炒，各一两

为末，醋和丸，米饮下。

治癫疝不痛，如升斗，俗名气胞者。或灸
大敦穴。

苍术　神曲　白芷　山楂　川芎　栀子

半夏　南星

入姜煎，或加海藻、昆布，必须断酒，薄

味寡欲。

马兰花丸　治七疝，及妇人阴癞，小儿偏坠。

马兰花^{醋炒}　川楝子　橘核　海藻　海带

昆布^{俱酒净}　桃仁^{各一两}　厚朴　枳实　玄胡

肉桂^{各二钱}

当归四逆汤《宝鉴》　　治疝气属阴寒者。

当归^{七分}　附子　官桂　茴香　柴胡^{各五分}

芍药^{四分}　玄胡　川楝　茯苓^{各三分}　泽泻

^{二钱}

水煎。

补肾汤　治疝气属虚，遇劳即发者。

沉香^{三分}　人参　茯苓　附子　黄芪　白术

木瓜^{各一钱半}　川芎　甘草^{各三分}　羌活　苏

叶^{各一钱}

姜、枣。呕吐，加半夏。

济生葵子汤　治膀胱湿热，腹胀溺涩者。

赤苓　猪苓　葵子　枳实　瞿麦　车前
木通　黄芩　滑石　甘草各等份
姜煎。

五苓散　治疝气卒痛，小便涩。

即五苓加川楝。

疝痛急救方　气上冲，心下如有筑塞，欲死，手足
冷者。

用硫黄不拘多少，溶化投水中，去毒，研
细。入荔枝核炒黄，陈皮为末，各等分，
饭丸桐子大。每服四五丸，酒下，其痛立
止。甚者，不过六丸，不可多服。

偏坠初起，用穿山甲、茴香为末，酒调下，
以干物压之。外用牡蛎、良姜煅末，唾津
调涂患处，须臾如火热，痛即安。

睾丸痛甚，用荔枝核、乳香、没药为细末，

调入顺气治疝药中，或另用长流水调服。

肾气方

茴香　破故纸　吴萸　胡芦巴

莱菔子汁丸，盐汤下。

食积下流疝：

枳实　山楂　青皮　茱萸　茴香　香附

姜汁

死血下流疝：

玄胡　桃仁　山楂　归尾　川芎　栀子

姜汁

寒湿下流疝：

肉桂　吴萸　小茴　羌活　紫苏　厚朴

青皮　柴胡

痰饮下流疝：

苍术　南星　半夏　海石　山栀　山楂

橘核　青皮　姜汁

湿热下流疝：

楝实　泽泻　猪苓　木通　滑石　山栀

橘核　黄柏　青皮

虚人疝：

人参　白术　补骨脂　肉桂　附子　当归
川芎　黄芪　柴胡

捷径方

寒疝自汗欲死，用丹参末一两，热酒调下
二钱。

又方：用仙人对坐草、青木香捣汁，和酒
少许服之。

又方：治块物上冲者，用牡蛎六两，盐泥
封固，火煅二两，干姜一两，焙为末，和
匀，水调敷患处，小水大利即缓。

外治法　治疝气阴囊如斗者。

木鳖子七粒，皂角二条煨黄，玄胡五钱，
川椒一合，去目，炒，共为末，以烧酒调
如稀粥，涂在肾囊上，外以绵纸包裹，再
以布包缚，随缩随收，一时即愈。

秘法外洗

经霜楮树叶半斤，水煮滚，置阔口大坛内，乘热坐熏其囊，温则倾出洗之。每日三次，其效甚速。

五叶汤 洗疝痛。

枇杷叶　野紫苏　椒叶　苍耳叶　水晶葡萄叶

煎汤熏洗。

脚气章

大意

伤于湿者，下先受之。经文　故脚气之疾，实水湿所为也。《发明》　然有挟痰、挟火、气虚、血虚之不同。《汇补》

内因

由脾肾虚弱，劳碌犯房，为风寒暑湿所侵；或乳酪醇酒，饮食厚味，损伤脾胃，湿热下注肾肝而

成。《医鉴》

外候

初起其势甚微，惟先从气冲穴隐核痛起，及两足屈弱，转筋掣急，或缓纵不随，或膝膑枯槁，或足胫红肿。其上升也，小腹不仁，心烦胸闷，痰壅气逆，闻食即呕，或泻或闭，胸中怔悸，不欲见光，错乱妄语，精神昏愦，恶寒发热，头疼身痛，状若伤寒。但初起必先足胫掀赤红肿，膝膑软弱顽麻为异。平复之后，或一旬或半月，复作如故，足胫肿大，脚如虫行，上走腰背心腹。《汇补》

病分南北

北方地高，陵居土燥，多酒面湩酪，湿从内生；南方地卑，川泽土润，多山岚瘴气，邪从外感。然北方虽无卑地，亦有践雨冒露之外湿；南方纵无湩酪，亦有鱼腥瓜果之内湿。可见内外之湿，南北俱有，宜随症而辨，不可以地限之也。《汇补》

病分干湿

湿脚气者，筋脉弛而浮肿，或生臁疮之类，但肿重而不上升，此属湿胜，宜利湿疏风；干脚气者，

筋脉蜷缩，枯细不肿，因他病而发，有时上冲，此以热胜，宜凉血清火。《汇补》

病分寒热

感湿热而发，必四肢俱热；感寒湿而发，必四肢俱寒。《汇补》

人分肥瘦

肥人多湿痰生热，瘦人多血虚有火，必先有内因，然后邪从外入。故化痰清热，因人而施。《汇补》

病分表里

湿热上干三阳，则寒热头痛，呕恶不食，身痛且重；湿热流注三阴，则胸满怔忡，遍身转筋，二便闭涩。《入门》

脉证总辨

自汗走注，脉浮弦为风胜；无汗挛急，脉沉涩为寒胜；肿满重着，脉濡细为湿胜；烦渴便赤，脉洪数为暑胜。膏粱之火下乘者，顽痹不仁，脉沉有力；肾肝之阴不充者，软缓少力，脉亦空虚。《三因方》

脚气死证

凡脚气致上攻胸膈，呕吐不止，喘急抬肩，自汗淋漓，乍寒乍热，脉短促者死。入心则兼恍惚谬妄，眠卧不安，小腹痹胀，左寸乍大乍小、乍有乍无者死；入肾则腰脚皆肿，小便不通，呻吟额黑，气冲胸满，左尺绝者死。若见症虽危，脉未绝者，宜分虚实救之。虚者，四物汤加黄柏，以附子末津调涂涌泉穴；若气实者，用五子五皮散、薏苡仁散，或用槟榔末三钱，童便调下。如上气喘促，初起有表邪者，疏散之，小青龙汤加槟榔；实者，五子五皮饮，或用苏叶、桑皮、前胡、杏仁、生姜。若已经攻泄分利，致不得眠，及上气喘促者，属虚，八味汤大剂冷服；脾胃虚者，参、术补之。初起攻胃呕逆，二陈平胃汤加木瓜。小便不通，实者，五苓加木瓜；虚者，八味丸加车前、牛膝。《汇补》

脚气病戒

恚怒则烦心，大语则伤肺，纵欲则伤肾，醉饱则伤脾，犯之均使病发，古称壅疾，宜疏通气道为先。凡甘湿补剂，及药汤淋洗，恐邪入经络，皆在所禁。《汇补》

治分诸证

湿多宜利湿，热多宜清热；上升者兼降，下陷者兼升；表证兼发散，里证兼攻下。不可太过，亦不可不及。太过则损脾，不及则病不去。《汇补》

用药

脚气俱属湿热，初宜辛凉发散，继宜分利二便，与湿同治，用二术以祛湿，知、柏、芩、栀以清热，归、芍以调血，木瓜、槟榔以行气，羌、独活以利关节，兼散风湿，木通、防己、牛膝以引药下行，且消肿除湿。气虚肥白者用养气，瘦人血燥者用滋阴。若湿痰、湿热、瘀血壅滞经络者，非肉桂、草乌、附子辛温，不能开结行经。但不可单用、多用，须以黄柏辛凉佐之可耳。大率气在下，用苍术、防风、升麻、羌活，以提其湿；冲上，用黄柏、独活、防己、木瓜，以降其热。赤肿为血热，用赤芍、苦参、黄芩、萆薢清之；黄白为寒湿，用干姜、肉桂、厚朴、苍术温之。实热便闭者，大黄、槟榔微下之；食积下注者，神曲、麦芽、苍术、半夏消之；脾虚滑泄，山药、苡仁补之。至于表证宜汗，麻黄左经汤；里证宜下，泽泻散；表里双解，大黄左经汤。理气，大腹皮散；调血，薏苡仁酒。入肾欲死，牛膝散加大黄救之；入心欲死，八味丸救之，外用附子末，津调涂涌泉穴，引势下行。故治分先后，不可初起遽补；久虚反攻，以致实实虚虚。

附：湿火

有肾火挟湿，溢于皮肉，红肿如云痕在足胫之间，按之热且痛者，湿火也。甚则红势自足而起，渐行至股上，而入腹升心者，不治，宜预防之，二妙丸。有外感瘟疫证患脚痛者，俗呼绝足伤寒。《汇补》

附：附骨疽

环跳穴在胯眼及腿根彻痛不已，外皮如故，脉沉数滑者，防生附骨疽，乃毒气着骨，人多误为湿热，及至脓成，气血大亏，已不可救。不知鹤膝风与附骨疽，惟肾虚者多患之，因真气虚弱，邪得深入。若真气壮实，外邪焉能为害？前人用附子以温肾，又能行药势散寒邪也。亦有体虚之人，夏秋露卧，为冷气所袭，寒热伏结，多成此证。不能转动，乍寒乍热而无汗，按之痛应骨者是也。若经久不消，阴极生阳，寒化为热，则为脓溃。若被贼风所伤，患处不甚热而洒淅恶寒，不时汗出，熨之痛少止，须大防风汤及火龙膏贴之。设用寒凉，必成废疾，或挛曲偏枯，或痿弱不起，坚硬如石为石疽，皮肉俱腐为缓疽。大抵下部道远，非桂、附不能直达，况肾主骨，而臀以下俱属肾，舍桂、附不可。薛氏

附：脚心痛

脚心痛多属虚劳，不可用克药，宜大圣散补养气血。

脚气选方

大圣散

川芎　当归　人参　黄芪　麦冬　炙甘草　茯苓　木香

入木瓜末一钱，酒调服，仍用草乌、川椒、白芷煎汤洗。

麻黄左经汤　治脚气初起，有表证，可发散者。

麻黄　干葛　细辛　苍术　茯苓　防己

桂枝　羌活　防风　甘草

加味泽泻汤　治脚气传里，有实证，可攻者。

泽泻　赤苓中　枳壳　木通上　猪苓　槟榔
牵牛

加赤芍、陈皮，水煎。

大黄左经汤　治脚气兼表里者。

大黄　细辛　茯苓　防己　羌活　黄芩
前胡　枳壳　厚朴　甘草　杏仁　姜　枣

大腹皮散　治脚气上冲，胸腹满闷，肢节心烦。

腹皮　苏梗　木通　桑皮　乌药　木瓜
半夏　赤芍　青皮　独活　枳壳　姜　葱

薏苡仁酒　治脚气虚软无力，时常顽木作痛。

薏仁　牛膝　海桐皮　五加皮　防风　革
薢　当归　杜仲　白芍　地骨皮　灵仙

牛膝散　治脚气入肾，小便闷痛，气喘面黑欲绝者。

牛膝二两　桂心八钱　当归一两　朴硝五钱

小茴　木瓜各七钱

八味丸 治肾气入心，小腹不仁，上冲喘急，呕吐自汗之危证。方见中风

大防风汤

健步丸二方见痿证

杉木汤 治脚气入肝，左胁有块，痞塞欲绝者。

杉木节一升　橘叶一升，或皮　槟榔七枚　童便三升

共煮一升，分二服，得快利，停后服。

二妙丸

苍术　黄柏

加牛膝，名潜行散。

火龙膏

生姜八两，取汁　乳香　没药各五钱　麝香一钱
牛胶二两，切片

先将姜汁、牛胶溶化，方下乳香、没药调匀，待少温，下麝香，即成膏矣。

羌活导滞汤　治脚气初发，一身尽痛，或肢节肿痛，便溺阻隔，先以此汤导之，后用当归拈痛汤。

　　羌活　独活　防己　归尾　枳实　大黄

当归拈痛汤

　　当归　白术　苍术　黄芩　羌活　防风
　　泽泻　猪苓　茵陈　干葛　苦参　人参
　　知母　升麻　甘草

治湿热脚气方

　　紫苏　黄柏　芍药　木瓜　泽泻　木通
　　枳壳　槟榔　苍术　甘草　香附　羌活
　　防己
　　痛，加木香；肿甚，加腹皮；发热，加大黄、黄芩。

简便方　治脚气上冲，腹胀满闷。
　　用威灵仙末，酒调下二钱。痛减一分，则药亦减一分。或灸风市、肩髃、曲池三穴，或七壮，或五十壮，其验。

又方：用甘遂末，调敷红肿处，内服浓甘草汤，即散。

又方：用蓖麻叶蒸捣裹之，一日二三易，即消。

洗法

川椒　葱头　生姜

煎汤洗之，单治湿热而成者。

厥证章

大意

世以卒然昏冒，不省人事为厥，方书以手足厥冷为厥。厥者，气逆也。凡移热移寒，或伏热深而战栗，或虚寒甚而发躁，皆谓之厥，不独手足厥冷而已也。《汇补》

内因

人身气血，灌注经脉，刻刻流行，绵绵不绝，

凡一昼夜，当五十营于身。或外因六淫，内因七情，气血痰食，皆能阻遏运行之机，致阴阳二气不相接续，而厥作焉。《汇补》

外候

卒然仆倒，手足冰冷，面色不泽，或昏冒不知，牙关紧闭，或六脉沉伏，状若中风，而无痰声搐搦之异。《汇补》

阳厥

阳厥者，外感六淫，初起头疼身热，口干脉数，后变四肢乍冷乍凉，有似阴证，但寒不过肘膝，冷不过一时，大便闭结，目溺俱赤。此热邪入里，气血不得宣通，所谓阳极发厥，火极似水也。宜清凉攻下之剂，不可误作阴证治，四逆散主之。《汇补》

阴厥

阴厥者，素有内寒，或食凉物，或中寒威，或因病后湿利，自汗变出，身寒厥冷，蜷卧不渴，面青溺白，脉沉细迟，忽然烦躁不宁，欲坐卧泥水井中。此阴极发躁，阴证似阳也。宜温经散寒，四逆汤主之。《汇补》

热厥

阴气衰于下，则为热厥。《内经》 因数醉入房，湿热下陷，酒气慓悍，肾水日衰，阳气独盛，阴水渐涸，令人发厥，宜壮水之主。亦有平人手足常热，冬不加绵，非壮也，乃三阴交虚，急断酒色，培养真阴，不尔成痿。酒客辈有此者，防生痈疽。《汇补》

寒厥

阳气衰于下，则为寒厥。《内经》 因多欲夺精，元阳亏损，不能充沛经络，阳气损衰，阴气独在，阳衰于下，令人手足厥冷。《入门》 宜益火之原。若久病及平昔真阳虚惫，脉沉细不鼓而肢冷者，此非纯寒，乃虚极也。《汇补》

煎厥

阳气者，烦劳则张，精绝，辟积于夏，使人煎厥。《内经》 夫阳气者，所以卫外而为固也。夏月劳役犯房，扰乱阳气，水亏火亢，孤阳浮越，热气并逼，如煎如熬，故视听俱失，乃肾膀胱并损也。宜滋肾保肺。《汇补》

薄厥

阳气者，大怒则形气绝，而血菀于上，使人薄厥。《内经》 夫苍天之气清静，则志意治，气血顺利。因恚怒动气，载血上行，积于心胸，谓之薄厥。言阴阳相薄，气血奔迫。宜消瘀降气。《入门》

痰厥

不因恚怒，忽然气闷痰升，肢冷吐涎，喉中有声，为之痰厥，脉必沉滑，宜导痰顺气。又气实多怒之人，忽大吐发厥者，乃痰闭于上，火起于下，先行探吐，后用导痰。《汇补》

食厥

因饮食醉饱后，或感风寒，或着气恼，食填胸中，胃气不行，忽然厥逆，口不能言，肢不能举。若作中风、中气治之，必危。宜先以姜盐汤探吐，后以和中理气化痰药调之。《杂著》

气厥

《经》云：暴怒伤阴，暴喜伤阳。忧愁不已，气多厥逆，卒尔倒仆，手足冰冷，口无涎沫，但出冷气，气不相续，其脉沉弦或伏，为中气证，与中风

身温多痰涎者大异。宜顺气和中，如乌药顺气散、木香流气饮之类。许学士

血厥

有平素无痰，忽然如尸，目闭口噤，或微知人事，恶闻人声，状如眩晕，移时方醒。此汗多亡阳，阴血衰少，阳并于上，名曰血郁。《医贯》 宜养血调脾。又曰郁冒，凡妇人经后，虚人房劳，多有此证。又有吐血过多，上渴下厥，冷过腰膝，入腹即死，或狂言错语，皆阳气妄行，阴无所依，气血相离之故。须大蒜捣烂，盒于脚心，或热手频擦涌泉穴，须用八珍汤加肉桂。《汇补》

尸厥

尸厥即中恶，因冒犯不正之气，如登冢入庙，吊死问丧，飞尸鬼击，卒厥客忤之类。忽然手足厥冷，肌肤栗起，头面青黑，精神不守，或错言妄语，牙口俱噤，昏晕不知。丹溪 此正虚邪入之证，用韭汁灌鼻中，或苏合香丸同姜汁调灌，或醋炭熏法，然后用药。《汇补》

蛔厥

蛔厥者，其人素有食蛔在胃，又犯寒伤胃，或饥不得食，蛔求食而上攻；或外感证不应发汗而妄发其汗，以致胃气虚寒，虫上入膈。舌干口燥，漱水不咽，烦躁昏乱，手足逆冷，不醒人事，甚至吐蛔。宜理中安蛔汤，勿用甘草，勿食甜物。盖蛔得甘则动，得苦则安，得酸则静。亦有食填太阴，往往痛而吐蛔者，以温中化滞丸主之。《汇补》

厥分虚实

厥有多端，须分阴阳虚实。如未厥前，吐泻不渴，身凉蜷卧，及已发而脉迟，口出涎沫者，阴厥也；如未厥前，便秘溺涩，口渴，身热烦躁，及已发而脉数大，口中反干燥者，阳厥也。若厥而口噤牙闭者，实厥也；厥而口张自汗者，虚厥也。《汇补》

死证

厥证身温汗出，入腑者吉；身冷唇青，入脏者凶。如手冷过肘，足冷过膝者死，指甲青黑者死。《绳墨》 或醒或未醒，或初病或久病，忽吐出紫红色者死。如口开手撒，五脏绝证已见一二，惟大剂参、

附，兼灸气海、丹田，间有活者。《汇补》

脉法

寸脉沉大而滑，为痰气食厥诸有余之证；微濡而弦，为阴阳虚厥诸不足之证。大小无常，为尸厥；沉细无力，为蛔厥。《汇补》

治法

治当降痰益气，温中健脾。热厥补阴，寒厥补阳。《汇补》

用药

热厥，地黄汤；寒厥，桂附八味丸；煎厥，黄芪人参汤加麦冬、五味，或地黄汤；薄厥，八味顺气散加减；痰厥，温胆汤加竹沥、姜汁；尸厥，平胃散加木香、檀香；食厥，二陈汤加山楂、麦芽、砂仁、枳实，在上者吐之；蛔厥，理中汤加乌梅、花椒；气厥，乌药顺气散；血厥，加味八珍汤；阳厥，四逆散、白虎汤；阴厥，四逆汤、五味子汤。

附：急救法

男女涎潮于心，卒然中倒，当扶入暖室，正东端坐，作醋炭熏之，令醋气入鼻，其涎自退。轻者即醒，重者亦知人事。惟不可一点汤水入喉，使痰系心包，必成废人。初厥用生半夏末，或细辛、皂角、石菖蒲末，吹鼻取嚏，有嚏可治。《汇补》

附：暴死总断

按：暴死者，卒然而倒，其因甚多，详于诸证，今复类举者，欲仓卒之际，辨证显然耳。如暴仆，口噤，吐涎，身温体暖，脉虚者，中风也，二陈汤加天麻、钩藤；如腹痛，额黑，手足收引，脉来沉迟，无气以息，中寒也，理中四逆汤，更灸关元。有本于阴虚，复遇暑途饥困劳役，暴仆昏绝者，此暑邪乘虚而犯神明之府，生脉散加香薷。如有痰声者，名曰痰厥，此虚阳载痰上升也，四君子如竹沥、姜汁，切不可用二陈燥痰之剂。如行立之间，暴眩仆绝，喉无痰声，身无邪热者，此阴虚而阳暴绝也，独参汤；如暴怒卒倒，身冷无涎污者，名曰气厥，六磨汤；如食后着寒、着气而暴死者，名曰食厥，二陈汤探吐之，小儿多有此证。有大怒载血，瘀于心胸而暴死者，名曰血升，宜逐瘀行血，妇人产后经行，偶着恚怒多有之。如感臭秽瘴毒暴死者，名曰中恶，宜醋炭熏鼻，候醒，以藿香正气散调之。

或探丧入庙，或无人之室，或造天地坛场归来，暴绝，面赤不语者，名曰尸厥，进药即死，宜移患人东首，焚香北面礼拜，更行醋炭熏鼻。有伤寒新瘥，与妇人交，忽患小腹急痛，外肾搐缩，面黑喘急，冷汗自出，名曰脱元。有因大吐大泻后，卒然四肢厥冷，不省人事，名曰脱阳。俱宜急以葱白紧缚，切去两头，先用一头烧热放脐上，以熨斗熨之，使热气入腹，后以参、附、姜汤救之，汗止喘息为可治，迟则无及矣。有男女交接而死，男子名走阳，女子名脱阴。男虽死，阳事犹然不倒；女虽死，阴户犹然不闭。有梦中脱泄死者，其阳必举，阴必泄，尸容尚带喜笑，为可证也。皆在不救。《汇补》

厥证选方

五味子汤

即生脉散加杏仁、陈皮、姜、枣。

黄芪人参汤

黄芪　人参　白术　陈皮　甘草　当归
麦冬　五味　生地　黄柏　熟地　天冬

八味顺气散

即四君子汤加青皮、乌药、陈皮、香附，
去白术。

加味温胆汤

即二陈汤加竹茹、枳实、山栀、黄芩。

加味平胃散

即平胃散加木香、檀香、乌药、砂仁。

卷之八

下窍门

泄泻章

大意

湿胜则濡泻。《内经》 脾土受湿，不能渗化，致伤阑门元气，不能分别水谷，并入大肠而泄泻。《指掌》 泄者，大便溏薄；泻者，大便直下。略分轻重，总属脾虚。《汇补》

内因

胃气和平，饮食入胃，精气则输于脾，归于肺，行于百脉而成营卫。若饮食起居，内外之邪，伤于脾胃，传化失节，清浊不分，上升精华之气，反下降而为泄泻矣。《机要》

外候

泄分五种：如脾泄，饮食不和，色黄；胃泄，腹胀注下，食则呕吐；大肠泄，食已窘迫，色白，肠鸣切痛；小肠泄，溲涩，便脓血，小腹痛；大瘕泄，里急后重，数至圊而不能便，茎中痛。《难经》又有飧泄、肠垢、鸭溏、濡泄、滑泄之名。飧泄者，湿兼风也，故恶风自汗，完谷不化，肠鸣，脉弦；肠垢者，湿兼暑也，故稠黏垢秽，小水赤涩，烦渴，脉数；鸭溏者，湿兼寒也，故澄彻清冷，俨如鸭粪，溺白，脉迟。濡泄者，湿邪自甚也，故泻多清水，肠鸣身重，溺短，脉沉；滑泄者，湿胜气虚也，故所下不禁，大孔如竹筒，直出不止。又食积泄者，泻下腐臭，噫气作酸也；痰泄者，或多或少，胸闷泻沫；火泄者，暴注下迫，焦黄秽臭；气泄者，腹常痞满，去不通泰；虚泻者，困倦无力，食减微溏，必兼体瘦；瀼泻者，停蓄饮食，数日一泻，必兼腹胀；肾泄者，五更腹痛，微响乃泄，必兼足冷；肝泄者，忿怒所伤，厥而面青，必兼胁满。交肠泻者，大小便易位而出；直肠泻者，饮食入口，

少顷即泻。《汇补》

泻分久暴

暴注下迫，食不及化，是无水也；溏泄日久，止发无恒，是无火也。太仆

腹痛分辨

泻不腹痛者，湿也；泻白腹痛者，寒也。痛一阵，泻一阵，泄复涩滞者，火也；痛一阵，泻一阵，泻后痛减者，食也。腹中胀痛，泻不减者，肝气也；腹中绞痛，暴泻烦渴者，霍乱也。腹中绞痛，下无休时，去如蟹渤者，气食交并也；腹中觉冷，隐隐微痛，下如稠饮者，痰也。戴氏

寒热分辨

热者，小便赤涩，烦渴，肛门热，谷食腐化，或虽不化，而色变焦黄，身能动作，手足温暖；寒者，小便清白，不渴，腹中冷，完谷不化，色亦不变，变亦白色，身懒动作，饮食不下，手足清冷。河间

肠鸣分辨

湿多成五泻，肠走若雷奔，此寒湿之患。然亦有火势攻冲，抟击水气而鸣者，必兼腹痛，暴注下迫，

肛门涩滞，小水色黄，非若湿证之腹不痛也。《汇补》

完谷分辨

完谷不化，其因有四：曰气虚，曰胃寒，曰胃火，曰胃风。夫气虚胃寒，固不能传化矣。火者，火性急速，传运失常，即邪热不杀谷也。至于胃风者，肝风传脾，脾受其克，不能变化，名为飧泄，乃五泄之一也。《医统》

泄泻死证

脉细，皮寒，少气，泄利前后，饮食不入，是谓五虚者死。其浆粥入胃，泄注止，则虚者活。《素问》

脉法

泻脉自沉，沉迟寒侵，沉数火热，沉缓湿邪，沉虚滑脱。凡泄注沉缓弱小者生，浮大弦数者死。《汇补》

治法

凡泻皆兼湿，初宜分理中焦，次则分利下焦，继以风药燥湿，久则升举元气。滑脱不禁，然后涩之。其间风胜，兼以解表；寒胜，兼以温中。虚弱补益，食积消导，湿则淡渗，火则清凉，痰则涌吐，

陷则升提，随证而用，不拘次序。《汇补》

治审虚实

下积如稠脓者，消化为上；去薄而小便短少者，利水为捷。若小便如常，不必再利，惟燥脾而已；如兼口渴，则利水与燥脾，皆不可用。但审溺赤为有热，如溺短而色不变，则补益无疑也。《汇补》

郁结当开

忧思太过，脾气结而不能升举，陷入下焦而泄泻者，宜开郁结，使气升而谷自化。《汇补》

郁热当清

有肺热闭锢，咳嗽胸满，误服参、术，使肺中之热，回奔大肠而泻者，当先清肺金，然后和脾。《汇补》

泄泻忌用

补虚不可纯用甘温，太甘则生湿；清热不可纯用苦寒，太苦则伤脾。兜涩不可太早，恐留滞余邪；淡渗不可太多，恐津枯阳陷。《必读》

用药

主以茯苓、白术，加陈皮、半夏。湿，加猪苓、泽泻；火，加黄连、白芍；寒，加炮姜、益智；风，加防风、苍术；食，加枳实、厚朴；食积，加楂肉、麦芽；气虚，加人参、黄芪；气陷，加升麻、柴胡。泄久脾虚，饮食难化，加参、芪、神曲、麦芽、干姜；泄久肠滑，加肉果、诃子、木香。有夏月暴注水泄，用香薷散、益元散；有肾脾两虚，每朝五更洞泻，用四神丸、浆水散；有经年脾泻，用桂香丸、椒附丸；有痰积肺中，魄门不禁，用二陈加防风、桔梗探吐。有肺热移肠，下为肠澼，用黄芩、地骨皮、阿胶、百合、兜铃、甘草。有酒积作泻者，五更腹鸣作痛，泻下黄赤，此酒湿入脏所致，非肾虚者比也，宜四苓、葛花，或金匮泽泻汤加萆薢之类。凡煎泻药，用甘澜水者，取其不助湿而益脾胃也。《汇补》

泄泻选方

白术茯苓汤 统治泄泻。

白术　茯苓　甘草

胃苓汤

即五苓合平胃散。

益元散 方见暑证

理中汤 方见中寒

香薷饮 治夏月暑泻。方见暑证

四苓散 治清浊不分，因作泄泻。

茯苓　猪苓　白术　泽泻

加桂，名五苓散。

白术散

白术　芍药各三钱　炮姜五钱　甘草二两

每服二钱，水煎。

桂枝汤

桂枝　白芍　白术各五钱　炙草二钱

每服五钱，水煎。

术附汤

白术　附子　甘草

连理汤

即理中加茯苓、黄连。

五味子散　治肾虚人感阴气，而每泄于五更者。

五味二两　吴萸五钱

炒研末，每服二钱，陈米饮下。加补骨、肉果，名四神丸。

参附汤

人参一两　附子五钱

每服五钱，加姜十片，煎。

二神丸　治脾肾虚泄，五更肠鸣。

补骨脂四两　肉豆蔻二两

加五味子二两，吴茱萸五钱，名四神丸。

四柱散《济生》　治脏腑虚冷，真阳耗散，脐腹冷痛泄泻。

茯苓　附子　人参　木香各一两

每服三钱，姜五片。加肉果、诃子，名六柱散。《活人方》有白术，无诃子。

浆水散_{洁古}　治脾土阴寒，水泻清冷。

半夏_{二两}　良姜_{二钱半}　干姜　肉桂　甘草

附子_{各五钱}

为末，每服三钱。

椒朴丸_{魏氏}

益智　川椒_炒　厚朴　陈皮　白姜　茴

香_{炒，各等份}

上用青盐，于银石器内，以水浸干药，用

火煮干，焙燥为末，酒糊丸，盐汤下。

椒附丸　治肾脏虚寒，大便久泻。

椒红_炒　熟附　鹿茸_焙　桑螵蛸_炙　山药

山萸　龙骨_煅

桂香丸《三因》　治脏腑虚寒，为风寒所迫，冷滑注

下。老人、虚人危笃，累效。

附子　肉豆蔻　茯苓_{各一两}　桂心　干姜

木香_{各半两}　丁香_{二钱半}

为末，面糊丸，米饮下五十丸。

戊己丸 《和剂》 治脾胃不足，湿热下乘而泄。

　　黄连　吴萸　白芍各等份

为末，面糊丸，如梧子大，米饮下。

温六丸 丹溪 治湿热气滞，用为向导，上可治吞酸，
下可治自利。

　　六一散七两　干姜一两

末之，粥丸。一方，去干姜，加吴萸二两，
名参萸丸。

节斋泄利方

　　白术　茯苓　半夏　陈皮　甘草　砂仁
神曲　麦芽

痢疾章

大意

饮食不节，起居不时，阴受之则入五脏，闭塞滞
下，为飧泄肠澼。《内经》滞下者，谓气食滞于下焦；
肠澼者，谓湿热积于肠中，即今之痢疾也。《汇补》

故曰：无积不成痢，痢乃湿、热、食积三者。《杂著》

内因

生冷油腻，留滞于内，湿蒸热瘀，伏而不作，偶为调摄失宜，风寒暑湿，干触秽浊，故为此疾。《指掌》 其多发于夏秋者，因脾主长夏，脾感酷暑，肺金亦病，至秋阳气收敛，火气下降，肺传大肠，并迫而为病也。《医统》

外候

或脓或血，或脓血相杂，或纯肠垢，或无糟粕，或糟粕相杂，虽有痛、不痛、大痛之分，然皆里急后重，逼迫恼人。丹溪 若初起有恶寒发热，头疼身痛者，带表证也；初起有心烦口渴，腹痛呕吐者，里实证也。《汇补》

分寒热

痢起夏秋，湿热交蒸，本乎天也；因热求凉，过吞生冷，由于人也。气壮而伤于天者，郁热为多；气弱而伤于人者，阴寒为甚。湿土寄旺四时，或从火化，则阳土有余，而湿热为病；或从水化，则阴土不足，而寒湿为病。《必读》

辨虚实

胀满恶食，急痛惧按者，实也；烦渴引饮，喜冷畏热者，热也。脉强而实者，实也；脉数而滑者，热也。外此无非虚寒矣，其相似之际，最当审察。如口渴而喜冷者，为热；口渴而喜热者，为寒。腹痛而胀闷者，为实；腹痛而喜按者，为虚。溺短而赤涩者，为热；溺短而清白者，为寒。后重而新病，为实；后重而久病，为虚。脉大而沉实，为实；脉大而浮洪，亦虚。《必读》

辨五色

湿热之积，干于血分则赤，干于气分则白，赤白兼见，气血俱病也。纯下清血者，伤风也；色如豆汁者，伤湿也；淡黄挟白者，食积也；微红焦黄者，热毒也；紫黑血丝者，瘀血也；杂下散血者，损伤也。如鱼脑者，脾失运而陈积不腐；如冻胶者，肠胃冷而真液下脱也。如白脓者，虚而挟热，津液努责而结也；如屋漏水尘腐色者，元气弱极也；如鸡肝色者，百脉皆伤也。《汇补》

辨寒热

世俗多以白为寒，赤为热，似矣。然白色亦有属热者，如谷食腐熟而成脓也；赤色亦有属寒者，因血瘀凝泣而入肠也。不可以赤白为准，但当以脉辨之。《医统》

积分新旧

旧积者，湿热食积也，当推荡；新积者，下后又生也，当调补。不可轻攻，脾运而积自化。若因虚而痢，虽旧积亦不可下，虚回而痢自止。丹溪有先用参、术，补完胃气而后下者，亦一时之权宜也。《汇补》

邪分逆顺

先水泻，后便脓，此脾传肾之贼邪，为逆，难愈；先脓血，后水泻，此肾传脾之微邪，为顺，易愈。丹溪

里急分辨

里急而不及更衣者，火也，火性急速，能燥物也；里急而频见更衣者，虚也，元气滑脱，不禁固也。《汇补》

后重分辨

邪迫而后重者，至圊积减，未几复作，此大肠经积滞，不能宣通也；虚滑而复重者，至圊不减，后反加甚，此肺脾气降，不能发升也。《医统》

身热分辨

初痢身热脉浮者，可解表；初痢身热脉沉者，可攻下。久痢身热脉虚者，正虚可治；久痢身热脉大者，邪盛难医。《汇补》

腹痛分辨

痢疾腹痛，乃肺金之气郁在大肠，宜苦梗开之。丹溪 后随证用药。因积滞者，腹必胀满；血虚者，痛必喜按。又有虚寒作痛者，必久痢见之。《汇补》

色黑分辨

下痢色黑有三：黑而焦色者，热极反见水化也；黑而有光如漆者，瘀血也；黑如尘腐者，乃死证耳。《汇补》

呕逆分辨

痢而呕者，胃气不和也。《心法》 有胃中火逆而呕者，有毒气上攻而呕者，有胃虚而呕者，有肝旺

而呕者。大率久痢见之为逆。《汇补》

气滞痢

七情乖乱，气不宣通，郁滞肠间，触发积物。去如蟹渤，拘急独甚，必兼胸宇不宽。首宜化气。《汇补》

食积痢

饮食过多，脾胃不运，生冷失调，湿热乃成。痢下黄色，或如鱼脑，腹痛胀满，不嗜饮食。宜消导。《汇补》

时疫痢

有一方一家之内，上下传染，长幼相似，是疫毒痢也。当察运气之相胜，以发散疫邪。《大全》 不可用克导攻下之剂。

瘀血痢

凡饱食疾走，极力叫号，跌仆受伤，郁怒不泄，以及妇人经行产后，误吞生冷，恶血不行，凝滞于内，侵入肠间而成痢疾。纯下紫黑恶血，脉现芤细结促。治当祛瘀。《汇补》

噤口痢

痢而能食，知胃未病。有脾家湿热，熏蒸清道而成噤口者；亦有脾胃素虚者；亦有误服利药，犯其胃气者；亦有服涩剂太早者。如胃弱气陷，绝不思食，则难治矣。如大虚大热者，以人参同姜炒黄连煎汤，时时呷之，或单用石莲肉炒香煎服。外用田螺捣烂，入麝一分，纳入脐中，引热下行。《汇补》

休息痢

屡止屡发，经年不愈，名曰休息。多因兜涩太早，积热未清所致。亦有调理失宜，亦有过服寒凉，亦有元气下陷，亦有肾虚不固，均能患此。《医统》

虚滑痢

劳役过度，中州衰损，四肢困倦，谷食难化，下痢糟粕，腹中微痛，但有虚坐，并无努责，六脉沉伏，或应指模糊。治宜调补，不可以常例治之。亦有痢久不愈而变成者，治法相同。如再用寒凉行气，则恶寒、厥逆、自汗、昏沉等症立见矣。须大剂辛温之品补之。

阴虚痢

有素患阴虚，偶感寒邪，腹痛下痢，里急后重，赤白稠浊，或见红水，发热夜甚，烦渴不宁，胸中似饥，得食则胀。治以清解热邪，兼滋阴血，庶可保全。设用凉血、攻积、补气、破气治之，必死，如白芍、生地、丹皮、山药、甘、桔、阿胶、石莲、赤苓、陈皮、风、米、泽泻之类。《寓意草》

蛲虫痢

胃弱肠虚，则蛲虫下乘，或痛或痒，从谷道中出，其形极细，乃九虫之一也。宜清热杀虫。《医统》

虫疰痢

痢下黑色，形如鸡肝，口燥大渴，五内切痛，由服金石汤丸，逼损真阴，其血自百脉经络而来。难治。《医统》

痢分轻重

凡痢，身不热者轻，身热者重。能食者轻，不能食者重，绝不食者死。《汇补》

疟痢前后

疟、痢二证，同因暑邪饮食失宜。致有疟后发痢者，由汗多亡阳，元气下陷，后重里急，似痢非痢也；亦有痢后发疟者，因下多亡阴，荣卫失调，寒热交争，似疟非疟也。俱不可纯用攻剂。若疟痢兼发者，内有积滞，外受风寒，可双解之。《医统》

死证

下痢纯血者死，如尘腐色者死，如屋漏水者死，如鱼脑、如猪肝者，半死半生。气短呃逆者死，唇若涂朱者死，大孔如竹筒者死，身热脉弦者，半生半死。脉细，皮寒，气少，泄痢前后，饮食不入，五虚者死。直肠自下者死。久痢，忽大下结粪者死。小儿出痘，即发痢者死；妇人新产，即发痢者亦死。《汇补》

脉法

肠澼下脓血，脉沉小滑利者吉，浮洪弦数者凶。又洪弦者重，浮大者未止，微弱者自愈，虽发热不死，惟弦急者难治。《汇补》

治法

和血则便脓自愈，行气则后重自除。《内经》 后重则宜下，腹痛则宜和，身重则除湿，脉弦则祛风。

东垣　因于湿热者，去其湿热；因于积滞者，去其积
滞。因于气者调之，因于血者和之。新感而实者，
可以通因通用；久病而虚者，可以塞因塞用。《必读》

初痢忌涩

初痢之法，化滞清热，直候积消毒散，脾胃已
和，气血将复，方可调补。不可遽用肉蔻、诃子、
白术辈，以补住湿热；不可妄投粟壳、龙骨、乌梅
等，以秘涩肠胃。恐邪得补而愈甚，腹痛欲死，变
证百出，日久延迁而未已也。《心法》

久痢忌攻

气本下陷，而再行其气，后重不益甚乎？中本
虚衰，而复攻其积，元气不愈竭乎？湿热伤血者，
自宜调血，若过行推荡，血不转伤乎？津亡作渴者，
自宜止泄，若但与渗利，津不转耗乎？《必读》

痢有汗法

初起发热恶寒，头疼身痛，表证见者，即宜发
散。所谓风邪内结者，汗之是也。《医统》

痢有补法

脉来微弱者可补，形色虚薄者可补，病后而痢

者可补，因攻而剧者可补。《必读》

痢久补脾

久痢体虚，气弱滑脱，徒知止涩，竟难奏效。殊不知元气下陷，当用升提补气，如参、芪、白术、升麻之属，自能渐愈，甚者灸气海、天枢、百会穴。《医统》如食少者，专调脾胃，饮食进而气血和，盖痢以胃气为本也。《入门》

痢久补肾

肾为胃关，开窍于二阴，未有久痢而肾不虚。故治痢不知补肾，非其治也。盖病在火衰，土位无母，设非桂、附大补命门，以复肾中之阳，以救脾家之母，则门户何由而固，真元何由而复？士材

用药

主以保和丸。赤痢，加川芎、当归；白痢，加苍术；腹痛，加当归、芍药；后重，倍槟榔、枳壳；小水赤涩，加茯苓、木通；肛门热痛，加大黄、朴硝。此通导之法，凡实热者用之。若赤痢久而血虚者，四物汤加阿胶、陈皮、白术、甘草；白痢久而气虚者，四君子汤加黄芪、扁豆、木香、砂仁。痢

久而后重不去，此元气下陷，补中益气汤；痢久而积滞不化，为脾气不运，六君子汤。中焦寒者，理中汤；下焦虚者，四神丸。此温补之法，凡虚寒者用之。若血瘀痢者，用当归、桃仁、赤芍、枳壳、甘草、黄芩、香附、陈皮、肉桂；若食积痢者，用化滞汤加山楂、枳壳、木香、砂仁。此疏利之法，凡内伤气食者宜之。若时疫痢者，用防风汤加羌活、白芷、柴胡、川芎。此发散之例，凡外感风寒者用之。若噤口痢者，香连丸，同石莲肉、竹茹、枇杷叶、苍术，徐徐呷下。此清解之例，凡虚热者宜之。若秽尽气虚，用芍药汤加参、芪、苓、术、诃黎、粟壳、乌梅、肉果、香椿皮。此兜涩之剂，凡滑脱者宜之。若阳邪陷入阴中，脉沉数有力，肌肤晦黑者，初则升散，用人参败毒散；后则升补，用补中益气汤。服药时外宜坐殿肛门，努力忍便，直待药势已行，皮间汗润而止。务使内陷之邪，提之转从表出，所以挽其下趋之势也。凡初痢腹痛，不可骤用参、术，虽胃气虚弱，亦当禁之。

痢疾选方

保和丸 _{方见伤食}

理中汤 _{方见中寒}

芍药汤 治下痢脓血，里急后重诸症。

芍药_{二两}　当归　黄连　黄芩_{各半两}　大黄_{三钱}
肉桂_{二钱五分}　槟榔　甘草_{各三钱}　木香_{一钱}
每服五钱，水煎。加枳壳，名导气汤。

化滞汤 治下痢因于食积气滞者。

青皮　陈皮　厚朴　枳实　黄芩　黄连
当归　芍药_{各二钱}　木香_{五分}　槟榔_{八分}　滑
石_{三分}　甘草_{四分}

加味平胃散 治下痢因于湿蒸热郁者。

苍术　陈皮　甘草　黄芩　黄连　槟榔
茯苓　木香　泽泻　木通

加味防风汤 治下痢因于风邪时疫者，必有表证，
乃可用之。

麻黄　防风　苍术　川芎　藁本　羌活

白芷　桔梗　芍药　甘草

香连丸《直指》　统治痢疾初起，乃和平之剂。

黄连十两　木香四两

末之，醋糊丸，淡姜汤下。随证加入。

芩术汤　统治痢疾，积去调理之剂。

白术一两　黄芩七钱　甘草三钱

每服三钱，水煎。

黄芩汤

黄芩二钱　芍药一钱半　甘草五分

真人养脏汤《和剂》　治痢久脾肾俱虚，肠胃不固，
经年不愈者。

人参　白术　当归各六钱　白芍　木香各一两
六钱　甘草　肉桂各八钱　肉果半两　粟壳蜜
炙，三两半　诃子一两二钱

每服四钱，水煎。久病，加附子。

四神丸 治下焦不固，下痢不止。方见泄泻

卫生汤

即异功散加山药、苡仁、泽泻、黄连。

钱氏白术散 治脾虚泄痢肌热。

即四君子加木香、藿香、干葛。

四君子汤 治白痢久而不愈，属气虚者。

六君子汤 治痢久而积滞不减，脾气不运者。

补中益气汤 治痢久而后重不去，属脾气下陷者。

方俱见中风

胃风汤 治中焦虚寒，下痢不止。

人参 白术 茯苓 当归 芍药 川芎各等份
肉桂减半

水煎。一方，加干葛。

四物汤 治赤痢久而不愈，属血虚者。方见中风

便血章

大意

结阴者，便血一升，再结二升，三结三升。《内经》盖因邪犯五脏，内伤三阴，或循经之阳血，阻结不和，漏泄于外，或居络之阴血，着留不运，僻裂而出。《准绳》

内因

皆由七情六淫，饮食不节，起居不时，或坐卧湿地，或醉饱行房，或生冷停寒，或酒面积热，触动脏腑，以致荣血失道，渗入大肠。《入门》

外候

纯下清血者，风也；色如烟尘者，湿也；色黯者，寒也；鲜红者，热也。糟粕相混者，食积也；遇劳频发者，内伤元气也。后重便减者，湿毒蕴滞也；后重便增者，脾元下陷也。跌伤便黑者，瘀也；先吐后便者，顺也。《汇补》

粪前粪后

先血后便，此近血也，由手阳明随经入肠，渗透而出也；先便后血，此远血也，由足阳明随经入胃，淫溢而下也。《准绳》

挟寒挟热

富贵之人酒色厚味，藜藿之人劳役忧思，均致热积于中，风生于内，血溢流走，尽属于热。惟病久真气渐虚，或过服凉药，脾胃伤损，然后可用温补。《原病式》

脉法

尺脉芤涩，关脉微缓，俱为便血。脉小留连者，生；数疾浮大者，死。右关沉紧，是饮食伤脾，不能摄血而下走也；右寸浮洪，是积热肺经，下传大肠而便血也。《汇补》

治法

大要初起当清解肠胃之湿热，久则调和中焦之气血。服凉药不愈者，必佐以辛味；服辛味不愈者，必治以温中。《医统》 下陷既久，升提可用。《汇补》 益精气血气，皆生于谷气，胃气一复，血自循

轨。《入门》

用药

主以四物汤。风，加荆芥、防风；湿，加苍术、秦艽；热，加槐角、芩、连；寒，加木香、干姜；气，加香附、枳壳；瘀，加桃仁、韭汁。久虚者，加参、芪、术、草；下陷者，加升麻、柴胡；虚热者，加阿胶、生地；虚寒者，加附子、炮姜。古方，阴结用平胃地榆汤。《汇补》

附：肠风

肠风者，自外感而得，邪气内客，随感随见。_{戴氏} 属足阳明经。《厄言》 或外风从肠胃经络而入客，或内风因肝木过旺而下乘，故曰肠风，风有以动之也。外症：腹中有痛，所下清血、纯血。当先解肠胃之风邪，次分内外以调理。内风用胃风汤，外风用槐角丸。《准绳》

附：脏毒

脏毒者，自内伤而得，蕴积毒气，血色浊黯，久而始见。_{戴氏} 属大肠经积热，久而生湿，湿从而下流也。《厄言》 外症：腹内略疼，浊血兼脓，或肛门肿胀，或肠头突出，或大便难通。先以拔毒疏利之剂，逐出恶血，然后以凉血祛风之剂，兼助胃气。《准绳》 二黄、柏叶主之，或用干柿烧灰，每朝米饮调下，以其能消宿血，解热毒，且健脾敛肺故也。《汇补》

附：肠癖

肠癖者，原因胃风飧泄，久则湿热成癖，注于大肠，传于少阴，名曰肠癖。俗呼血箭，因其便血唧出，有似于箭也。又有如筛，四散漏下。《入门》有恒发于长夏者，因湿热令行，客气盛而主气弱，故肠癖之病甚也。宜升阳防风汤，加炒柏、酒芩、当归、陈皮主之。《准绳》

附：蛊毒

脏腑败坏，下血如猪肝，如烂肉，心腹绞痛，涎唾沉水，嚼豆不腥者，中蛊也。《准绳》 在膈者，以胆矾溶化，升麻煎汤探吐；在下者，以郁金为末，米饮调下。取泻后，以平胃散将养之。《入门》

附：血痔

血痔者，湿毒留于脏腑，注于大肠，既有病根，复遇劳思饮酒，后即下血，由内热而妄行也，宜四物汤，加芩、柏、槐花治之。如年高气弱，或误用攻下，血来不止者，四君子主之。劳役即发，觉重坠者，补中益气，加黄芩、槐花。又有脓汁浊液化生虫物，蠹食肛门，傍生小窍，滴血淋沥，射如血线，当以芜荑、艾叶、楝根等物化虫可耳。外以血竭末敷之，或以鳗鲤骨烧烟熏，亦效。《汇补》

便血选方

胃风汤方见痢疾

黄连汤洁古

> 黄连　当归各五钱　炙草二钱半
>
> 每服五钱，水煎。加大黄一钱，芍药五钱，淡桂五分，名芍药黄连汤，水煎，调木香、槟榔末五钱。

胶艾汤《和剂》

> 即四物汤加阿胶、艾叶、甘草。

平胃地榆汤谦甫　　治阴结便血。

　　即异功散加炮姜、附子、苍术、厚朴、神
　　曲、益智、升麻、干葛、当归、白芍、
　　姜、枣。

槐花丸　治肠风痔血。

　　槐角　地榆　黄芩　当归　防风　枳壳
　　加秦艽、升麻。

黄连阿胶丸

　　黄连三两　阿胶一两　茯苓二两
　　以连、苓为末，水煮阿胶膏为丸，空心，
　　米饮下。

黄土汤《金匮》

　　甘草　白术　黄芩　阿胶　熟地　附子炮，
　　各二两
　　伏龙肝半升，煮，分服。

三黄补血汤

　　黄芪一钱半　生地二钱　熟地　川芎各一钱

芍药　丹皮　柴胡　升麻各五分

柏叶散 治脏毒。

侧柏叶二两　黄芩一两半　大黄五钱

米饮下。

升阳防风汤东垣　治肠风。

苍术酒浸，炒，四钱　白术　茯苓　芍药各一钱

防风二钱

理物汤

即理中、四物汤合用。

四物汤

六君子汤

补中益气汤

四君子汤四方俱见中风

理中汤方见中寒

棕灰散

败棕煅存性，每服二钱，或酒，或米饮下。

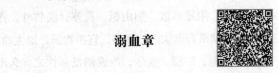

溺血章

大意

胞移热于膀胱，则溺血。《内经》 是溺血未有不本于热者，但有各脏虚实之不同耳。《汇补》

内因

或肺气有伤，妄行之血，随气化而下降，胞中或脾经湿热内陷之邪，乘所胜而下传水府；或肝伤血枯，或肾虚火动，或思虑劳心，或劳力伤脾，或小肠结热，或心胞伏暑，俱使热乘下焦，血随火溢。《汇补》

外候

全无疼痛，血从精窍而出，非若血淋茎痛，血随溺窍而出也。《汇补》

治法

暴热实火，宜甘寒清火；房劳虚损，宜滋阴补

肾。此病日久中枯，非清心静养，不可治也。《汇补》

用药

实热，用导赤散，加山栀、黄芩、淡竹叶、赤苓，煎成调滑石末饮之；虚热，宜四物汤，加生地、茯苓、山栀、牛膝、麦冬，煎成调发灰饮之。久不止者，胶艾四物汤；虚甚者，鹿角秋石丸。阻塞不通，加冬葵子、生蒲黄以化之。《汇补》

溺血选方

导赤散

　　　生地　木通　甘草

胶艾汤 方见便血

小蓟饮

　　　小蓟　山栀　当归　生地　滑石　甘草
　　　蒲黄　通草　淡竹叶
　　　加冬葵子。

鹿角胶丸

鹿角　熟地　发灰

茅根汁为丸，盐汤下。

便浊章

大意

水液混浊，皆属于热。《内经》 故赤白浊，皆因湿热浊气，渗入膀胱而为病。《入门》

内因

其因有二：肥人多湿热，瘦人多肾虚。丹溪 肾虚者，因思想过度，嗜欲无节，肾水虚少，膀胱火盛，小便去涩，所以成浊。《医鉴》 湿热者，因脾胃湿热，中焦不清，下流膀胱，故便溲混浊。《正传》又有思虑劳心者，房欲伤肾者，脾虚下陷者，脾移热于肾者，下元虚冷者，湿痰流注者，有属虚劳者，有因伏暑者。《汇补》

外候

小溺浊涩，茎中大痛，其状漩面如油，光彩不

定，漩脚下澄，凝如膏糊。《心法》 若初起先有消渴
善饮，而后下便见浊者，即下消证也。《汇补》

浊分气血

血虚而热甚者，则为赤浊，心与小肠主之；气
虚热微者，则为白浊，肺与大肠主之。《正传》

浊分虚实

大约窍端结盖者，为多火；不结盖者，为兼湿。
小水赤涩而痛，或浊带赤色者，为小肠湿热；小水
不涩不痛，而所下色白，或渗利转甚者，为脾气下
陷；茎中痛痒，而发寒热，或有结痛者，为毒邪所
侵。《汇补》

浊分精溺

要知浊出精窍，淋出溺道，由败精瘀腐者，十
常六七；由湿热流注，与脾虚而下陷者，十中二三。
《汇补》

脉法

两尺洪数，为阴火不宁；左寸短小，为心虚不
摄。右脉大而涩，按之无力，或微细，或沉紧而涩，
皆为虚。尺脉虚浮，急疾者难治，迟者易治。《汇补》

治法

赤者当清心泻火，白者当滋阴补肾，使水火既济，阴阳叶和，精气自固。《正传》 若属湿痰者，宜燥中宫之湿；属虚滑者，宜提下陷之气。甚有色欲太过，阳虚生寒者，当壮火锁阳。此虽仅见，亦宜审也。《汇补》

治禁

不可纯用寒凉伤血，不可纯用热药助火。盖寒则坚凝，热则流通，均非当理，但宜清上固下。《入门》 其必佐以甘淡者，以甘能化气，淡能利窍。若用涩剂，则邪无从出，反增胀闷。《汇补》

用药

阴虚火动，主以地黄汤，去山萸，加草薢、黄柏；心虚火动，主以清心莲子饮；湿痰下注，主以苍白二陈汤；湿热不清，主以四苓散；中气下陷，主以补中益气汤；下元虚冷，主以八味地黄汤。若暑月冒热便浊者，辰砂六一散。

附：精浊

精浊者，因败精流于溺窍，滞而难出，故注中如刀割火灼，而溺自清。惟窍端时有秽物，如疮脓目眵，淋漓不断，与便溺绝不相混。此心肾二经火起精溢，故败精流出，而为白浊。虚滑者，血不及变而为赤浊，宜滋阴药中加牛膝、冬葵子、萆薢，去其败精，然后分治。挟寒者，脉迟无力，溺色清白；挟热者，口渴便黄，脉滑数有力。寒者，萆薢分清饮；热者，清心莲子饮。

便浊选方

地黄加减汤　治阴虚火动便浊。

　　　　即地黄汤加知母、黄柏、麦冬。

清心莲子饮　治心虚便浊有热。

　　　　茯苓　黄芪　石莲子_{各七钱半}　地骨皮　麦
　　　　冬　人参_{各一钱半}　远志　菖蒲　车前　黄
　　　　芩　炙草_{各一钱}
　　　　水煎，加辰砂调服。

苍白二陈汤 治湿痰下注便浊。

　　　　苍术　白术　半夏　茯苓　陈皮^{各八分}　甘
草^{四分}

　　　　一方：加升、柴各三分。

加味四苓散 治湿热不清便浊。

　　　　茯苓　白术　猪苓　泽泻^{各等份}

　　　　加山栀、麦冬、木通、黄芩，水煎。

加减八味丸 治下元虚冷便浊。

　　　　即桂附八味丸去茯苓、泽泻，加菟丝、五
味子。

萆薢分清饮

　　　　萆薢　菖蒲　益智　乌药^{各等份}

　　　　每服四钱，水煎，入盐一捻服。

珍珠粉丸 治阴虚火旺而白浊。

　　　　真蛤粉^{四两}　黄柏^{四两}

　　　　水丸，酒下。

小菟丝丸 治虚劳遗油。

　　　　石莲肉　山药各二两　茯苓一两　菟丝五两

　　　　为末，山药糊丸，盐、酒下。

辰砂六一散方见暑证

水陆二仙丹方见遗精

补中益气汤方见中风

遗精章

大意

遗精之主宰在心，精之藏制在肾。凡人酒色过度，思虑无穷，《直指》致真元下渗，虚火流行，精气滑脱。《指掌》

内因

有思想无穷，相火妄动而精走者；有用心过度，心不摄肾而失精者；有饮酒厚味，痰火湿热，扰动精府者；有淫欲太过，闭藏失职，精窍清脱者。有

脾虚下陷者，有肝火炽强者。《汇补》

外候

其为证状，亦复不同。或小便后出多不可禁者，或不小便而自出者，或茎中痛痒常欲如小便者。丹溪 或睡中无梦，流出不自觉者。大抵夜睡而自遗者轻，昼觉而自遗重。《汇补》

五脏遗精

五脏各有精，肾则受而藏之，故遗精之病，五脏皆有，不独肾也。如心病而遗者，必血脉空虚，本纵不收；肺病而遗者，必皮革毛焦，喘急不利；脾病而遗者，必色黄肉脱，四肢懈惰；肝病而遗者，色青筋痿；肾病而遗者，色黑髓枯。更当以六脉参详，昭然可辨。若肾脏自病者，专治其肾；如他脏移病者，则他脏与肾两治之。《汇补》

脉法

遗精之脉，当验于尺，结芤动紧，二证之的。微涩阴伤，洪数火逼。紫虚

治法

治宜抑火清心，安脾实肾，则水火既济，坎离

合同，何病之有？《玉策》

用药

心火妄动者，茯神汤；心肾不交者，妙香散。脾胃湿热者，二陈汤加苍术、黄柏、升麻、柴胡；肾元不固者，山药丸加牡蛎、龙骨、鹿茸、韭子。脾气下陷者，补中益气汤；肝火炽盛者，加味逍遥散。《汇补》

附：梦遗

昼之所思，为夜之所见。凡男女性淫者，则心肝与肾之相火，无时不动，故劳怯之证，多梦鬼交。《正传》 盖心藏神，肝藏魂。梦中所主之心，即心之神也；所见之形，即肝之魂也；所泄之精，即肾之精也。故心为君，肾为相，未有君火动而相火不随之者。《指掌》 所以寐则神游于外，魂化为形，神魂相感，俾君相二火，吸撮三焦之气，尽趋阴窍而跃出。《准绳》 故治此病者，当先求其心，非君不能动其相，非相不能使其精，故宁心益肾为要药也。《绳墨》 若寡欲之人，亦患此者，当作脾湿治。盖脾湿则气化不清，而分注于膀胱者，亦混浊而稠厚，由是扰动阴火，精随火泄。《指掌》 治宜定志丸、珍珠丸、水陆二仙丹之类。

附：鬼交

鬼魅相感者，其状不欲见人，如有人晤对，时独言笑悲泣，脉来乍大乍小，乍有乍无，及脉绵绵不知度数，而颜色不常，乃其候也。《必读》 治以苏合香丸，或朱砂、雄黄、麝香、鬼箭、虎骨之类，或灸鬼哭穴二三十壮，良瘥。《汇补》

遗精选方

茯苓汤　治欲火太盛，君火妄动而遗精。

茯苓　远志　枣仁　菖蒲　人参　茯神　黄连　生地　当归　甘草

妙香散荆公　治心虚神弱，不能摄肾而精遗。

龙骨　益智　人参各一两　茯苓　远志　茯神各五钱　朱砂　甘草各二钱

为末，每服二钱，空心，温酒下。

山药丸子和　治肾气虚脱，腰痛体瘦，目暗耳鸣而遗精者。

赤石脂煅　茯神　山萸肉　熟地　巴
戟　牛膝　泽泻各一两　杜仲　菟丝子　山
药各三两　五味六两　肉苁蓉四两

为末，炼蜜丸，空心，温酒或盐汤下。

二陈汤　治膏粱太过，脾胃湿热遗精。方见痰证

补中益气汤　治脾元下陷，精气不统而精遗。

加味逍遥散　治肝火妄动，疏泄太过而精遗。二方俱
见中风

水陆二仙丹　治相火动而精遗，以致烦躁者，与补
阴药同用。

金樱子入粗袋，擦去刺，捣碎，水浸二宿，
滤去渣。又将汁澄清，入锅熬成膏。芡实
去壳为末，入金樱膏内，和为丸，如梧子
大。每服百丸，淡盐汤下。

珍珠粉丸<small>洁古</small>　治虚热遗精。

　　黄柏<small>瓦上炒</small>　真蛤粉<small>各一斤</small>

　　为末，滴水丸，温酒下。

内补鹿茸丸<small>《宝鉴》</small>　治虚寒遗精。

　　鹿茸<small>酥炙</small>　菟丝　白蒺藜　沙蒺藜　肉苁
　　蓉　紫菀　蛇床子<small>酒浸，蒸</small>　黄芪　桑螵
　　蛸　阳起石　附子　肉桂<small>各等份</small>

　　为末，蜜丸，温酒下。

癃闭章

大意

　　膀胱者，州都之官，津液藏焉，气化则能出矣，故膀胱不利为癃；三焦者，决渎之官，水道出焉，故三焦实则闭癃。《内经》癃与闭，二证也。暴病为溺闭，小便点滴，内急，胀满而难通；久病为溺癃，欲解不解，屡出而短少。《必读》

内因

有心肾不交，阴阳不通，而内外关格者；有热结下焦，壅塞胞内，而气道涩滞者；有肺中伏热，不能生水，而气化不施者；有脾经湿热，清气郁滞，而浊气不降者。有痰涎阻结，气道不通者；有久病多汗，津液枯耗者；有肝经忿怒，气闭不通者；有脾虚气弱，通调失宜者。《汇补》

外候

凡人鼻色黄，小便必难，热微则小便难而仅有，热甚则小便闭而绝无。《入门》 小便胀满，气急上逆，心腹俱闷，叫痛欲死。_{巢氏} 甚有肺气壅极，横行脐中，小肠为之突出，外肾为之挺长。《寓意草》

脉法

脉紧而滑直者，不得小便也。又尺脉或浮，或涩，或缓，皆小便难，溺有余沥也。右寸关滑实者，痰滞上焦；细微者，中气不运。左尺脉洪数者，热结下焦；虚浮者，肾气不足。《汇补》

治法

一身之气关于肺，肺清则气行，肺浊则气壅。

故小便不通，由肺气不能宣布者居多。宜清金降气为主，并参他证治之。若肺燥不能生水，当滋肾涤热。夫滋肾涤热，名为正治；清金润燥，名为隔二之治；燥脾健胃，名为隔三之治。又有水液只渗大肠，小肠因而燥竭者，分利而已；有气滞不通，水道因而闭塞者，顺气为急。实热者，非咸寒则阳无以化；虚寒者，非温补则阴无以生。痰闭者，吐提可法；瘀血者，疏导兼行。脾虚气陷者，升提中气；下焦阳虚者，温补命门。《汇补》

用药

肺气受热，清肺饮；膀胱热结，八正散；气滞于内者，利气散；阴虚者，地黄汤；阳虚者，八味丸；脾虚不运者，补中益气汤；气虚不化者，六君子汤；血瘀者，牛膝汤；痰闭者，导痰汤，先服后吐。又有因小便不通，过服寒凉渗利诸剂，致气闭于下，寒郁于中，阴翳否隔，不能气化而不通者，用干姜、升麻，煎服而愈。于此可悟夫天地升降之道，阴阳消长之理，故志之。《汇补》

附：转胞

转胞者，胞系转戾，脐下并急而痛，小便不通者是也。巢氏 凡强忍小便而疾走，或饱食大怒而入房，使水气逆上，并迫于胞，故屈戾而不舒张也。治以甘遂末，水调，敷脐下，内饮甘草汤，其药汁至脐，二药相反，胞必自转，小便自通。或用甘遂末一钱，猪苓汤下即愈。若妊妇小便不通，因胎肥压胞，宜升举其胎，胞转而水道自利，不可专用淡渗，宜补中益气汤探吐以提其气，或外用稳婆手托法，亦可。《汇补》

附：胞痹

胞痹者，小腹膀胱，按之内痛，若沃以汤，涩于小便，上为清涕。《内经》 盖因风、寒、湿气客于胞中，则气不能化，故胞满而小便不通。其为清涕者，以膀胱之脉，络脑而下贯鼻中。宜散胞中之邪，调下焦之气，肾沥汤主之。《医统》

附：关格

关格者，脉名也。左手人迎脉，大于右手四倍，曰关。关者，热在下焦，必下绝小便。右手气口脉，大于左手四倍，曰格。格者，寒在上焦，必上为呕逆。若脉象既关且格，必小便不通，旦夕之间，陡增呕恶。此因浊邪壅塞，三焦正气不得升降，所以关应下而小便闭，格应上而生吐呕。阴阳闭绝，一日即死，最为危候。宜二陈汤加防风、桔梗芦探吐。若吐不出，以二陈汤加槟榔、大黄、枳壳、厚朴、木香、木通、杏仁、泽泻降之。古法治虚人关格，有用补中益气汤加槟榔者。若上不得吐，下不得通，愦愦无奈，头汗不止者死。至于寻常腹痛、二便不通而呕吐，其脉沉静不紧盛倍大者，非关格也，乃痰食之证，宜二陈汤加白芥子、山楂、枳实、青皮治之。《汇补》

癃闭选方

清肺饮_{东垣}　　治肺热口渴，小便不通。

茯苓　黄芩　桑皮　麦冬　车前　山栀
木通_{等份}
水煎。

八正散《宝鉴》 治膀胱热郁，小便不行。

瞿麦　萹蓄　车前　滑石　甘草　山栀

木通　大黄^{等份}

每服二钱，加灯心，水煎。

导赤散 治心经客热溺闭。

生地　木通　甘草

加连翘、黄连。

五苓散 治清浊混行于大肠，致泄泻、小便不通者。

白术　茯苓　猪苓　泽泻　肉桂

利气散 治气壅小便不通。

枳壳　陈皮　木通　甘草

通闭散 可与前方合用。

香附　陈皮　赤苓

牛膝汤 治血瘀小便不通。

牛膝　归尾　黄芩

加琥珀末少许。

地黄汤　治阴虚小便不通。<small>方见中风</small>

即地黄汤去萸肉，加麦冬、牛膝、车前。

肾气丸<small>《金匮》</small>　治阳虚小便不通。<small>方见湿证</small>

补中益气汤

六君子汤<small>二方俱见中风</small>

导痰汤<small>方见似中风</small>

外治法

葱头二十茎，紫苏二两，煎汤，熏洗外肾、小腹。或以盐炒热，绢包熨脐上下，或姜渣、枳壳亦可，或葱饼灸脐亦效。

又法：取田螺泥涂脐中，法见淋证，加麝香一二厘，或盐半匙，填脐中，扎紧，更效。

又法：独颗蒜一枚，栀子三十，盐花少许，研烂，摊纸上，贴脐。甚者连阴囊涂之，即通。

又：小便不通欲死者，用桃枝、柳枝、木通、枯矾、旱莲子、汉椒各一两，葱白一握，灯心一束，细锉，入水三斗，煎，耗一半，用瓷瓶盛汁，熏外肾。周遭以被围绕，不得入风，冷则换汁，再熏即通。一方无旱莲子。

遗溺章

大意

三焦者，中渎之府，水道出焉，属膀胱，是孤之府也。故上焦脉虚则不约，下焦则遗溺。《内经》

内因

水潴于膀胱，而泄于小肠。若心肾亏损，阳气衰冷，传送失度，必具遗尿之患。《大全》又有挟热者，因膀胱火邪妄动，水不得宁，故不禁而频来。王纶可见遗尿一证，有寒有热之不同也。《汇补》

外候

色白者，虚寒也；色赤者，虚热也。戴氏大抵

患热者，频数而绝少；寒者，不觉而恒多。《汇补》

脉法

尺中脉虚，小便不禁。凡遗溺者，脉当沉滑而反浮大，其色当黑而反现黄，此土克水为逆，不治。《汇补》

治法

上焦虚者，宜补肺气；下焦虚者，宜固膀胱。挟寒者，壮命门阳气，兼以固涩之剂；挟热者，补肾、膀阴血，佐以泻火之品。《汇补》

睡中遗尿

睡则遗尿，此为虚证。所以婴儿脬气未固，老人下元不足，皆有此患。但小儿挟热者多，老人挟寒者多，不可不辨。《六要》

用药

虚寒，主以四君子汤，加益智、山药、五味、破故纸、肉桂、升麻；虚热，主以四物汤，加丹皮、山栀、黄柏、知母、麦冬、桔梗。如欲止涩，加牡蛎、赤石脂、桑螵蛸、鸡胜胵。久不愈，属下元虚极，十全大补汤、补中益气汤、缩泉丸、秘元丹、

肾气丸等，加减选用。《汇补》

遗溺选方

家韭子丸《三因》　治肾寒，阳气不能闭藏而遗尿。

家韭子　鹿角　肉苁蓉　熟地　当归　菟
丝子　巴戟　杜仲　石斛　肉桂　山萸
肉　干姜

桑螵蛸散　治心不摄肾遗尿。

桑螵蛸盐炒　远志　龙骨　菖蒲　人参　茯
神　龟甲　当归等份
为末，参汤服。
又方：桑螵蛸　鹿茸酥炙　黄芪各三两　牡
蛎　人参　赤石脂　杜仲各二两
为末，米饮调下。

秘真丹河间　能固精止溺。

龙骨三两　砂仁一两　诃子十枚　灵砂二两

加味逍遥散　治肝火疏泄。

补中益气汤 治脾气不升。二方俱见中风

淋病章

大意

滴沥涩痛谓之淋,急满不通谓之闭。五淋之别,虽有气、砂、血、膏、劳之异,然皆肾虚而膀胱生热也。《心法》

内因

由膏粱厚味,郁遏成疾,致脾土受害,不能化精微,别清浊,使肺金无助,而水道不清,渐成淋病。或用心过度,房欲无节,以致水火不交,心肾气郁,遂使阴阳乖格,清浊相干,蓄于下焦膀胱,而水道涩焉。《正传》

外候

小便涩痛,欲去不去,不去又来,滴沥不断,甚则闷塞。《入门》

淋病分辨

气淋涩滞,余沥不断;血淋溺血,遇热则发。

石淋茎痛，溺有砂石，又名砂淋；膏淋稠浊，凝如膏糊，又名肉淋；劳淋遇劳即发，痛引气冲，又名虚淋。《汇补》

五淋微甚

淋虽五，总属于热。丹溪 初为热淋，重为血淋，久则煎熬水液，或凝块如血，或稠浊如膏，或火烁而成砂石。《绳墨》 此即煮海为盐之义也。《医方考》

虚淋宜审

淋有虚实，不可不辨。如气淋脐下妨闷，诚为气滞，法当疏利；若气虚不运者，又宜补中。血淋腹硬茎痛，知为死血，法当去瘀；然血虚血冷者，又当补肾。惟膏淋有精溺混浊之异，非滋阴不效；劳淋有脾肾困败之状，非养正不除。《汇补》

脉法

少阴脉沉数，妇人为阴疮，男子为气淋。凡淋证，盛大而坚者生，虚微而涩者死。《汇补》

治法

治淋之法，在渴与不渴。热在气分，渴而小便不利者，肺中伏热，火不能降，宜气薄淡渗之药，清金泻火，以滋水之上源；热在血分，不渴而小便不利者，肾、膀无阴而阳气不化，宜气味俱阴之药，除热泻秘，以滋水之下源。《入门》

淋证忌补

凡寸肠有气，小便胀；小肠有血，小便涩；小肠有热，小便痛。禁用补气之剂，盖气得补而愈胀，血得补而愈涩，热得补而愈盛。水窦不行，加之谷道不通，未有见其能生也。《医统》

淋病治禁

淋病发汗者死，轻者必便血，为重亡津液也。又淋证口渴多汗者，不可轻用淡渗。仲景

用药

膀胱热结，用五淋散；肺脾气燥，用清肺饮。下焦阴虚，滋肾丸；下焦阳虚，肾气丸。脾经湿痰，二陈汤加苍术、泽泻、升麻、萆薢；肝经气滞，逍遥散加黄柏、泽泻、山栀、青皮。大抵淋病茎痛，必用甘草梢，溺赤用淡竹叶，有瘀用牛膝，有热用木通，行气用青皮、木香，开郁用琥珀、郁金，此

东垣法也。血淋，用三生益元散；气淋，用木香汤；膏淋，用萆薢分清饮；砂淋，用石苇散；劳淋，用清心莲子饮。又有积久淋病，用前法不效者，以补中益气汤升提阳气。《汇补》

附：冷淋

膀胱为津液之腑，气化则出。今寒邪客于胞中，则气不化而成淋，必先寒栗，而后溲便涩数，窍中肿痛。盖冷气入胞，与正气相争，寒气胜则战寒而作淋，正气胜则战寒而得便。治宜散寒扶正，用四君加茴香、木香、益智、肉桂、木通、泽泻主之。《医统》

附：虚淋

虚淋者，肾虚精败也。童子精未盛而御女，老人阴已痿而思色，则精不出而内败，茎中涩痛成淋者，惟金匮肾气汤可救。若精已竭而复耗之，则大小便牵引而痛，愈痛则愈便，愈便则愈痛，宜倍加桂、附，以滋化源，不可误用知、柏淡渗等剂，既泻其阳，复耗其阴也。立斋

附：小便频数

有先因大便燥热，水液只走小肠，小便频数，不计度数，茎中热痛，大便愈燥，甚则浑身壮热，烦燥思水。此皆贪酒嗜色，或过食辛热荤秽，使热毒腐瘀，随虚注入小肠，故便时亦痛，与淋涩痛者不同。宜萆薢盐炒煎服，仍以葱汤频洗谷道，令水液转入大肠，而便数自已。*杨仁斋*

淋病选方

五淋散 治淋因膀胱热结。

茵陈　淡竹叶各一钱　木通　滑石　甘草各一钱半　山栀　赤芍　赤苓各二钱

清肺饮 治淋因肺脾气燥。

茯苓　黄芩　桑皮　麦冬　山栀　泽泻　木通　车前

滋肾丸 治膀胱阴虚溺淋。

黄柏　知母各二两　肉桂二钱

麦冬汤服。

瞿麦汤　治心经蕴热，小便淋痛。

瞿麦七钱半　冬瓜子　茅根各五钱　黄芩六钱
木通二钱半　滑石二两，研　冬葵子二两　竹叶
一把

为末，分三剂，水煎。入滑石末，调匀服。

琥珀散　治五淋溺痛，脓血相杂。

琥珀　海金砂　没药　蒲黄等份

为末，每服三钱，通草汤下。

立效散　治小便淋闭作痛，有时尿血。

瞿麦穗　山栀　甘草各三钱
水煎。

牛膝膏　治死血作淋。

桃仁　归尾各一两　牛膝四两　赤芍　生地各
一两半　川芎五钱

锉片，水十五钟，煎二钟，入麝少许，分
四次服。

木香汤

木香　木通　槟榔　茴香　赤芍　青皮　陈皮　泽泻　甘草

草豆饮

治砂石淋。

黑大豆一百粒，生甘草水煎，入滑石末一钱，服。

石苇散

石苇　冬葵子　瞿麦　滑石　车前

六味丸

治阴虚热淋。

八味丸

治阳虚膀胱溺淋。二方俱见中风

补中益气汤 方见中风

清心莲子饮

萆薢分清饮 二方俱见便溺

二陈汤

治脾胃湿痰下注而淋。方见痰证

逍遥散 治肝经热郁气滞。方见火证

三生益元散

即六一散加生柏叶、藕节、车前，同捣汁，各一杯，调服。

捷径方 治五淋。

车前子为末，牛膝汤下。

外治法 治热淋痛甚，或不通者。

猪胆一枚，去汁少许，入麝香三厘，以阴茎纳其中，外线兜住，于内良久，即愈。

治血淋胀痛

藕节汁，调发灰，每服二钱。或用大蒜、淡豆豉和，纸包煨熟，露一夜，新水下。

治热淋不通者

田螺十五枚，水养，待螺吐出泥，澄去清水，以泥入腻粉半钱，调涂脐上，尿立通。将螺放之，如杀害之，则不效。

秘结章

大意

肾主五液，故肾实则津液足而大便润，肾虚则津液竭而大便秘。《正传》 虽有热燥、风燥、火燥、气血虚燥、阴结、阳结之不同，要皆血虚所致。大约燥属肾，结属脾，须当分辨。《汇补》

内因

或房劳过度，饮食失节；或恣饮酒浆，多食辛辣。饮食之火起于脾胃，淫欲之火起于命门，以致火盛水亏，传送失常，渐成燥结之证。《正传》

外候

胃实而秘者，善饮食，小便赤；胃虚而秘者，不能食，小便清。热秘者，面赤身热，六脉数实，或口疮喜冷；冷秘者，面白或黑，六脉沉迟，或溺清喜热。气秘者，气不升降，谷气不行，则多噫；风秘者，风抟肺脏，传于大肠，则筋枯。《汇补》

病久变膈

有津液干枯，三脘俱燥，初则幽门不通，渐至上冲吸门，拒格饮食，变为噎膈。此即三阳结，谓之膈也。《汇补》

脉法

脉多沉伏，阳结沉数，阴结沉迟，风燥脉浮，血燥脉洪。老人、虚人脉雀啄者，不治。《脉诀》

治法

如少阴不得大便，以辛润之；太阴不得大便，以苦泄之。阳结者，清之；阴结者，温之。气滞者，疏导之；津少者，滋润之。大抵以养血清热为先，急攻通下为次。《汇补》

峻剂宜戒

如老人津液干枯，妇人产后亡血，反发汗利便，病后气血未复，皆令秘结。治宜滋养气血，不可概用牵牛、巴豆之类，损其津液，燥结愈甚，复下复结，遂成不救。《秘藏》 或变肺痿，咳唾脓血，或饮食不进而死。《汇补》

发汗宜戒

血虚脉大，发热便燥者，慎不可发汗，汗之则重亡津液。《正传》 所谓燥者濡之，养血之义也。《汇补》

用药

主以四物汤，加杏仁、枳壳。热，加条芩、黄连；风，加防风、麻仁；寒，加木香、肉蔻；血少，加桃仁、红花；气滞，加槟榔、厚朴。老人、虚人，病后汗多，不可用通法者，皆宜胆导、蜜导法。壮实人可下者，承气汤。冷闭，用酱生姜导之。久虚者，煮猪血脏汤加酥食之，血仍润血，脏仍润脏，此良法也。《汇补》

附：脾约

有平素津液燥结之人，因患伤寒热病，邪热未至于胃，津液先已消烁，故胃强脾弱，水饮不能四布，但输膀胱，致小便数而大便难者，用脾约丸以开结。若邪传至阳明腑证而秘结，自有承气汤法，不在此例。《汇补》

附：阴结

阴结者，阴寒固结，肠胃血气凝滞而秘结也。外症：不渴不食，肢冷身凉，大便硬闭，脉沉而迟，宜四物合附子汤。如久不大便而脉反微涩者，黄芪建中汤。

秘结选方

导滞通幽汤 统治便燥之病属少阴者。

当归　生地　熟地　桃仁　升麻　大黄　红花

大承气汤 统治便结之病属太阴者。

大黄　芒硝　枳实　厚朴

脾约丸《和剂》 治气滞血热便结。

厚朴　芍药　枳实各二两　大黄四两　麻仁二两，另研　杏仁一两半

炼蜜丸，温水下，通利即止。

润肠丸 东垣　　治风秘证。

羌活　归梢　大黄各五钱　麻仁　桃仁各一两

仁另研，蜜丸，白汤下。

麻仁丸　治气滞血凝之证。

麻仁　桃仁　杏仁　郁李仁　大黄　枳实
厚朴　当归　芍药

去枳、朴，加生熟地、升麻，名润燥汤。

五仁丸《得效》

桃仁　杏仁各一两　柏子仁五钱　松子仁一钱半
郁李仁五钱　陈皮四两

蜜丸，米饮下。

苁蓉丸《济生》　　治津少血虚之证。

肉苁蓉二两　沉香一两，另研

为末，麻仁汁打糊丸，米饮下。

益血丹 海藏　　治亡血便燥。

当归　熟地等份

蜜丸，弹子大，细嚼，酒下。

黄芪汤

治老人便涩。

黄芪　陈皮各五钱

为末，每三钱，用麻仁一合，研烂，投水一杯，取浆去渣，煎候乳起，入白蜜一大匙，再煎令沸，调药。空心服，秘甚者两服愈。

通导法

用猪胆去汁少许，入醋在内，将芦管相接缚定，纳谷道中，以手捻之，胆汁入内即通。或用白蜜炼成，入盐、皂荚、麝香少许，捻如指大，入谷道，待欲便时乃去。

火熨法

用大黄一两、巴豆五钱，为末，葱白十枚，酒曲和成饼，加麝香三分，贴脐上，布护火熨，觉腹中响甚，去之。

捷径方

用白蜜化汤，入玄明粉三钱，空心服。如

血热便燥者，加当归五钱，煎服。

又法：取麻仁、苏子合研细，入水再研，取汁煮粥，啜之。

一法：用菠菜，取自然汁，饮之。

脱肛章

大意

肺与大肠，相为表里，故肺热则肛藏，肺虚则肛脱。《心法》

内因

肠风痔漏，久服寒凉，坐努下脱，久痢久泄，里急后重，窘迫下脱。男子房欲过度，产妇用力太早，小儿叫号伤气，俱有此证。《医鉴》

外候

因气血空虚，不能内守，肛门无力收摄，以致或大或小，块物外坠，有似去白之卵黄，故曰脱肛。《绳墨》

治法

病之虚实，入者为实，出者为虚。《难经》肛门脱出，非虚而何？治须温肺脏，补肠胃，耐心久服，渐见收缩也。《汇补》

死证

如元气大脱，饮食不进，气逆肿喘者，不治。《类案》

用药

主以补中益气汤。挟热，加黄芩、槐花；挟寒，加木香、炮姜。止涩，加赤石脂、禹余粮；兜住，加诃子、椿皮。外用香荆散，浴之即收。或五倍为末，托而上之。或用葱头汤熏洗。又有肛门燥涩，大便努责而下脱者，此属内热，用收肛散治之。《汇补》

脱肛选方

补中益气汤 *统治脱肛。*

人参　白术　当归　黄芪　升麻　柴胡

广皮　炙草　姜　枣

捷径方

蓖麻子捣烂，酒调敷病患头顶正心，少顷即收，收即洗去。

又方：用熊胆三分、儿茶三分、冰片一分，共为末，入人乳，调涂肛上。热汁下而自愈。

方剂索引

（按笔画排序）

四画

八画

九画

《随身听中医传世经典系列》书目

神农本草经读

太平惠民和剂局方

汤头歌诀

医方集解

校正素问精要宣明论方

五、外科类

外科正宗

疡科心得集

洞天奥旨

六、妇科类

女科百问

女科要旨

傅青主女科

七、儿科类

小儿药证直诀

幼幼集成

幼科推拿秘书

八、疫病类

时病论

温疫论

温热经纬

温病条辨

九、针灸推拿类

十四经发挥

针灸大成

十、摄生调养类

饮膳正要

养生四要

随息居饮食谱

十一、杂著类

内外伤辨惑论

古今医案按

石室秘录

四圣心源

外经微言

兰室秘藏

血证论

医门法律

医林改错

医法圆通

医学三字经

医学心悟

医学启源

医学源流论

医宗必读

串雅内外编

证治汇补

扁鹊心书

笔花医镜

傅青主男科

脾胃论

儒门事亲

获取图书音频的步骤说明：

1. 使用微信"扫一扫"功能扫描书中二维码。
2. 注册用户，登录后输入激活码激活，即可免费听取音频（激活码仅可供一个账号激活，有效期为自激活之日起 5 年）。

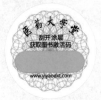

上架建议：中医·古籍

ISBN 978-7-5214-2964-0

9 787521 429640 >

定价：55.00 元